我覺得癌症是位老師，它教會我們「認清生命真諦」，讓我們徹底認清生活的真相，並懂得生命的意義。

推薦序

一陣暖風吹進心裡

財團法人乳癌防治基金會諮商心理師 吳曉萍

太喜歡這本書了！感謝納輝慷慨地分享自己的故事，透過自我對話來解構罹癌心路，活出精彩的第二輩子。納輝擁有中醫心理學的背景，從內在自我照顧的角度重新詮釋生命經驗，洞悉來到我們生命的每個事件擁有溢於表象的意義與形式，而當我們願意從愛出發，再一次去理解生命裡的變化，其實每個失落的轉變都可能啟發我們擁有更多元的視野，去品味出生活裡更多層次的美與好。

本書以自我書寫的方式娓娓道來作者如何從罹癌的焦慮與恐懼中釋然，如何在治療期間練習感恩與轉念，進而重建新生活型態，從失衡邁向平衡的人生。在納輝溫柔的筆觸下，種種的體現化作一陣暖風吹進我的心裡，為期一個禮拜，每天睡前的閱讀使我沉浸在正念（Mindfulness）的喜悅中，細細品味納輝內化心理學知識翻轉負面情緒的實踐歷程，感受愛竄流於心的暖意。

順隨這股暖流，我掉入了時光隧道，憶起助人工作裡遇見的第一位乳癌姊妹，她身上富有納輝那般泰然自若的氣質，總以優雅姿態承接抗癌歷程裡的不容易。陪伴她的歷程，讓我理解治療的旅程裡，醫師負責醫治我們的身體，但心理療癒的任務需由我們自身扛起。這本書便是闡述納輝用「二十一天效應」在化療和放療時間養成七個好習慣，使心茁壯到能包容生活裡的雜質，順應生命之流，釀出如珍珠般的雋永韻味。

納輝的故事從「生病」談到「康復」，像是為乳癌姊妹引領著一盞明燈，她在不抱怨的練習裡敞開心胸、接受當下，讓愛成為生命最溫暖的陽光露水，站在尊重生命的高度與內在對話，以超脫生死的理解讓自己活出怡然自在的第二輩子。從治療歷程來談心理功課，自確診、治療至恢復階段，納輝都帶我們學習以健康的心態面對，善用「接納」這把鑰匙，與自己和他人和解，打開身體的結，過得更輕鬆快樂。

"Life isn't about waiting for the storm to pass, it's about learning to dance in the rain."（生活並不是等待暴風雨過去，而是要學會在雨中跳舞），這一直是我在生命旅程裡的重要信念，我想也是納輝找尋「快樂」過程裡的精神體現。在納輝溫柔的陪伴下，相信可以帶給讀者對於人生更多的見解，去貼近生命的真實，抽離病痛的角色，珍愛生命裡的那些不容易，但也都是一個機會，讓我們可以活得更勇敢、更美麗！

推薦序

愛的流動就是最好的療癒

身心能量療法創始人　肖然

我一口氣讀完了這本書，這是一本非常有價值的書，是納輝用自己的生命書寫而成的。她是一個陽光開朗、積極向上的人，然而命運卻跟她開了一個玩笑，一個非常大的玩笑，但她最終都頑強地走了過來。她沒有懼怕，而是正面迎擊。在與病魔抗爭的過程中，她顯示了自己的力量，有愛她的父母與溫暖的家庭，也體現了家人的愛與支持對療癒過程有多重要。

癌症大多是跟情緒有關。疾病只是表達對愛的一種需要和渴望。當有一天，我們看清了疾病背後的真相，也真正理解了愛的真諦，疾病就會失去它存在的價值和意義。當愛被表達，當愛開始流動，就是最好的療癒。疾病是人生的功課，痊癒是生命的本能。

這本書帶給世人的價值在於，用生命去喚醒更多的生命。讓那些有愛的家庭能夠重新看待自己的親人，改變更多的家庭。

其實每個生命都是自由的，需要自由地成長。就像一粒種子，種在土地裡，生根發芽開花，經歷風雨。它不需要被賦予什麼意義，或成為什麼，尊重它本來是什麼，或本來的意義是什麼就好。

這本書的價值還有一點，就是非常真實，那麼源於生活，既普通又偉大。往往偉大就在生活和平凡當中。每個生命都是值得被尊重的。如果我們想要得到愛，就要懂得尊重，尊重生命的自由。希望這本書能喚醒這份尊重，讓更多的家庭和諧，更多的人得到健康。謝謝作者！

推薦序

讓陽光重新照進生活

《光明日報》國際版主編、資深編輯 劉莘

望著夏日天空中飄下來的綿綿細雨，提筆為納輝即將出版的新書寫序，心情不免有些惆悵、沉重。

我和她相識於二十年前，那時的她，任職於北京一家令人羨慕、聲名遠播的公司，是一個洋溢青春、充滿朝氣的外商白領。我雖然年長一些，可是卻和她能無所不談，是北京姑娘的那種包容和大氣把我們連在一起。我們由剛開始的工作關係，發展到姐妹情誼，直至今日。在我所有旅居海外的親朋好友中，最讓我關心的，兒子是第一位，納輝排第二位。這也是我最早得知她生病、知道她為了戰勝病魔經歷的種種劫難、第一個看到這本書的原因。

我為她出書感到由衷的高興，但真的不想為這本書寫序，不是因為它讓我流淚、難過（我是流著眼淚看，流著眼淚寫的），而是不甘願她遭受這般痛苦。我很想為比如書名是《快樂，生活著》、《哈哈!!大笑》之類的書寫序，讓她永遠都被幸福包裹著。因為從我認識她的那天起，在我腦海裡永遠定格的是那張笑臉。偏偏造化弄人，讓這麼樂觀的一個人去面對那種驚恐和痛苦。真有老天爺嗎？是祢的哪顆棋子擺錯了嗎？也許這就是生活？酸、甜、苦、辣、鹹五味俱全。人間百態，什麼事都能遇上。

這本書觀點獨特，敘事平實，說理透徹。字裡行間，充滿了作者戰勝病魔的信心和樂觀。從得病到治療，她都以積極樂觀的心態、強烈的求生欲望，配合醫師的治療，面對病魔的挑戰。將「癌」視為「小病」，可見作者的樂觀和強大。如果我們無法選擇疾病，那麼必須選擇面對疾病的態度。愈堅強、愈樂觀、愈積極，希望就愈大！此時的她，已不再是弱女子，而是一名堅強的戰士。決不輕言放棄，是她的新生活理念。透過戰勝病魔的親身經歷，作者告訴我們：癌症並不可怕，戰勝它，就是自我回歸的信使；戰勝它，就是擁有資源和財富；戰勝它，能讓人有機會一生活出兩輩子！

當癌症襲來，面對如驚濤駭浪般的恐懼和困惑，她用理智和智慧應對，分解、排除直至最後戰勝它，讓陽光重新照進生活。人們把這種女人比喻成會收拾屋子的女人，不管處於多麼糟糕的情況，她總是保持樂觀向上的態度，不管在哪裡，豪宅也好，陋室也罷，她都能把它布置得非常靜雅且有情調。誰都難免遭遇病魔的侵襲。可是，我們始終要有這樣的信心：人類的意志比病魔更強大，家人的關愛，朋友的關心，自己的努力，能幫助我們戰勝病魔，贏得曙光。這就是本書給予我們的啟迪。

推薦序

過好更加美麗的後半生

病友 溫迪

我和納輝一起共事過幾年，她移居加拿大之後我們就漸漸中斷了聯繫，直到幾個月前，她主動發來的一條微信，又把遠隔重洋的我們緊緊地聯繫在了一起，我們之間多了一個新的稱謂：「病友」！

我是在二〇一七年春節後確診得到乳癌，手術後又經歷了痛苦的化療，她曾給我幾點建議（她在書中都有提及），化療期間用心揣摩遵循她的建議（習慣），對平穩度過治療過程非常有幫助。拿到文稿後，我一口氣就讀完了，心有戚戚焉，感觸良多。

最觸動我心弦的是書中一段關於治療結束儀式的描寫，乳癌病患在加拿大完成放化療療程的那一刻，醫院會請病患自己搖響鈴鐺或按下喇叭，在場的所有醫師、護理師和病友們為她們熱烈鼓掌，給她們一個個充滿熱情和祝福的擁抱，這種令人興奮和感動的儀式真的是非常必要的。

我每次在醫院門診接受化療的時候，都會遇到一兩個最後一次接受化療的病友，看到她們臉上難以抑制的興奮而無從釋放的表情，聽到她們離開時低聲碎碎念著（因為化療室病患太多，護理師會不時提醒不要講話）「我自由了，我解放了，我要環遊世界」的「豪言壯語」，當我自己從取出埋置了幾個月的人工血管的處置室走出來，與等候在門口的伴侶相擁而泣的時候，試想如果能有這樣一個簡單而熱烈的儀式，那該是多麼令人振奮，標誌著我們這些美麗的女人從此破繭成蝶，完成了生命的一次昇華。

心理學對病患及家屬的輔助治療作用很大。我生病後在病友的推薦下購買了露易絲．賀（Louise Hay）的《塑造全新的第二人生》，書中提到了利用心理學的工具和方法幫助病患進行心理輔導，重建健康的心理狀態和生活方式。納輝也多次提到了冥想（與真實的自己對話）、催眠療法、家族系統排列等心理學技術對病患和家屬的幫助。

洋洋灑灑地說了這麼多，是讀了書稿後的幾點真實感受，有人問我為什麼會如此堅強和灑脫，我總認為，命運給了什麼我就接受什麼，「一切都是最好的安排」，感恩這次大病帶給我前所未有的體驗。我會調整好心態，調整好工作的步伐和節奏，調整好生活飲食起居的習慣，在康復的路上，借助心理學和適當的運動，緊握大西洋彼岸病友遞給我那雙溫暖的手，過好更加美麗的後半生，和姐妹們一起慢慢地、優雅地老去！

目錄

第二章 雲湧

第三章　接受——永遠不再害怕癌症　091

第二部 康復

第四章 放下

——重遇未知的自己 129

第五章 付出

——每個孤獨都有陪伴

作者序
癌症需要愛

現今社會，癌症在全球擴增的速度和流行之廣，比我們想像的要嚴重得多。愈來愈多的家庭因癌症而恐慌，二〇一七年中國城市癌症報告顯示，居民從零至八十五歲，累計發生罹癌風險為三五％，即每個人都有三成的罹癌風險。從全球來看，日本於二〇一六年年底的《癌症對策基本法》中毫無隱瞞地宣布，日本率先進入「每兩人就有一人一生中會罹癌」的時代。官方資料顯示，英國、加拿大等國家有五〇％以上的人一生中至少會得過一次癌症。

在我定居加拿大前後，我比較擔憂的是語言、工作、交友與生活問題，以期儘快適應異國他鄉的新環境。另外，我也用所學的中醫心理學知識幫助「好山好水好寂寞」的海外華人認識情緒與疾病的關係，並努力適應陌生的環境，選擇積極向上的生活。當我大刀闊斧地走在自助與互助的道路上，準備開創一番新天地時，老天讓我用我的身體和經歷，徹底解讀了情緒與疾病的典型關係，給了我一個把心理學理論和實際相結合的實踐機會，我也不得不從面對「如何生活」，變成了「如何能活下去」。

有人說，你的癌症沒事，比那些晚期或者其他部位的癌症要好太多了。然而，罹癌對每一個人、每一個家庭而言都是百分之百的傷害。癌症襲來，如同在浩瀚的大海裡奮力拚搏向前游泳，突然一個驚濤駭浪撲過來，人被拍到了水底，沉入大海裡喘不過氣來。從手術、接受現實到放化療治療，整個過程可以說對人的精神和肉體都是打擊、摧殘和重創。如果說癌症的發生至少要五至十年，那只能說過去我過得並不快樂，但這一次，我是差點被淹死，被鹹鹹的海水嗆得喘不過氣來。直到治療結束，才費盡全身力氣，把嗆到的這口水吐出來，調整姿勢再出發。等待濁氣下降、陽氣上升時，一切才有了新的希望。

我知道，只有自己可以為自己的生命負責。當我站在尊重生命的高度和自己對話時，活下來再重建一切才有意義。有研究說二十一天可以養成一個習慣，因此我利用放化療的七個二十一天養成了七個全新的習慣，我開始學習好好愛自己、冥想、用快樂填滿生活、融入大自然、品嘗美食、正念、活在當下。走過這一切之後，我終於看清了癌症這份看起來相當難看的「禮物」，讓我看到了不是我們治癒了疾病，而是疾病改變了我們。疾病是讓我回歸內在的信使，讓我看到了自己所擁有的財富和資源，縮短了成為自己的時間，而有機會用一生，活出不一樣的兩輩子。

癌症本身是向死亡的靠攏，是對生命的一種放棄，不過愛卻是溫暖和化解癌症的良藥。在我身處困境時，是學生、家人、朋友把脆弱的我從死亡的邊緣拉了回來，用援助的手、用無條件的愛托起了我想放棄的心，Raise me up（鼓舞了我），便讓我終於走出了陰霾，走到了陽光裡。而當治療結束，那些在緊急情況下圍繞著我的幫助逐漸離去後，我終將要面對獨處並繼續生活，為了不讓癌症重來，只有我們自己以無條件的愛來繼續支持自己。

在治療癌症的過程中，我看到了人們在對待癌症上的生活態度，這也讓我開始重新認識癌症這個「小病」，認識疾病，認識自己，認識人生。真實最美，真實最有力量。希望我對生命的這份真實感受，能夠給予對「癌症」存有恐慌的讀者一點點幫助。

我要感謝我的家人堅定不移地陪伴我、照顧我；感謝我的親友及全體學生不離不棄地鼓勵我、支持我；感謝加拿大友人在我放化療期間對我全家老小的照顧；感謝各位醫師溫暖而專業的心理幫助和長期陪伴。感謝你們，還有太多需要感謝的人，你們的名字都鐫刻在我的心裡。

最後，祝福所有人都能熱愛自己，熱愛身體，喜樂、安康、幸福地享受這一生一世。

二〇一六年一月至二〇一七年五月

加拿大、中國、加拿大　納輝

第一部

生病

第一章

風起

——不抱怨的世界和人生

不抱怨的磁場，會引來更多平安喜樂。
當我們決定接納各種人、事、物，
並從中發現光明面時，我們會體驗到愈來愈多的良善和美好。
由於我們的關注，將能讓這樣的期許在生活中實現。

————威爾·鮑溫

無論面對怎樣的困難，也要活出幸福

這世間上所有苦難皆有意義。
那些吃過的苦，忍的痛，扛的罪，流的淚，
最後都會照亮前方的道路。
困難只是暫時的，一切終將過去。

我從小生活在皇城北京，衣食無憂，父母為我的學業、工作和生活鋪好了道路。這當中也因為自己的努力以及對「優秀」的迷戀，因而一路保送上了大學，畢業後當了三年高中物理教師，便轉換跑道，在外商公司開始了十幾年充滿小資情調、表面風光、收入不高、異常忙碌的白領上班族生活。得益於公司優質的資源，以及對我的厚愛，每天的日子過得豐盈而充實。然而，這種體面的生活滿足了我所有的虛榮心，驕傲和滿足一直埋藏在我的潛意識裡。在選擇定居加拿大後，我的生活發生了極大改變。

雖然之前已經很多次踏上異鄉的土地，也曾設想過會遇到的困難，但真正生活之後，卻發現每天遇到的各種難題如排山倒海一般撲面而來。借用同為北京友人一句話：「過去我蔑視一切，現在一切蔑視我。」每一個在國外生活的人都有一部血淚史。

但無論遭遇到怎樣的困難，除了面對和積極解決之外，我沒有一絲一毫抱怨和後悔當初的選擇，不曾抱怨過「為了讓孩子接受好的教育而犧牲自己的人生」。因為我知道，對於孩子來說，他並沒有選擇出國的權利，父母在哪裡，家就在哪裡，所有出國的選擇都是家長自己的決定，所以，我一直不斷感謝兒子陪著我實現新的人生夢想。

我始終對加拿大抱持著初戀般的熱愛和包容，並把所謂的失落和面對困難的茫然當作是老天送給我的禮物，希望從中學習什麼，以此轉化成動力，努力學習，讓自己變得更好，儘快適應所有的問題。同時我也深知，要想讓孩子幸福，自己就必須活出幸福。我們能給孩子最好的人生禮物就是讓他看到，在任何逆境下，他的媽媽都沒有放棄對生活的希望，而且充滿了不屈不撓的鬥志，讓生活更加幸福而美好。

來到加拿大以後，面對那麼多困難卻沒有人可以幫我分擔。在來加拿大之前，我就開始學習心理學。因為我知道，當人離開熟悉的土地，失去歸屬感，失去了根的時候，孤獨的情緒就容易引發出來。每次想到「孤獨」一詞，就會有眼淚湧出，來加拿大的第一年遇到最大的困難就是心中充滿了孤獨感、無助感、無力感，這一年，很難，但都只是難在心裡。

為了活得更好，一方面我自己每天持續學習心理學，並運用自己所學的知識，進行舒緩負面情緒與心理療癒。另一方面，我也幫助華人及其他族裔的移民講解心理學知識。甚至有一次為了只有幾個人的身心公益講座，開車開了七個小時，中午只喝一瓶礦泉水，吃幾塊餅乾，但卻沒有叫過苦，沒有喊過累。我知道，在分享健康的路上，幫助別人就是在幫自己，只有願意做才有希望。我堅信這世間上，所有苦難皆有意義，所吃的苦，忍的痛，受的罪，流的淚，最後都會成為照亮前進路上的明燈。困難只是暫時的，一切終將過去。

身體健康和心理健康共同構成了高品質的生命基礎。我鼓勵大家多參加積極、正向的心理課程，因為在這個世界上，每個人或多或少都會有心理問題，在群體學習中，我們將不再是孤立的個體。有了歸屬感，人就會有安全感，情緒更容易穩定。我們應該接受更多的正能量，好好活出每一天。

「做一名愛與健康的傳播使者是我今生的使命」，我在心裡許下了這個願望，我希望透過傳播愛和健康，幫助大家建立一片心靈的家園，能夠在異鄉享受積極向上、幸福健康的生活。

收到確診通知單

身體是會說話的，身體會幫助我們遮罩所有的感覺。身體一直在對我們說話，隨時都在向我們發出信號，希望引起我們的注意，只是我們不願意傾聽，沒有耐心去聽，甚至認為聽不懂。

在加拿大生活一年之後，我的工作和生活變得非常順遂，英語溝通已經沒有問題，也得到了社會的認可，工作開始有了眉目。當時我的生活是緊張、忙碌、積極向上的，除了抵達加拿大三個月之後，我發現乳房上半部長出一個軟軟的小型突起物。這些日子我每天會抽出半小時到一小時鍛鍊身體，從沒得過感冒，為確認自己的健康狀況，有特別去看過醫師，做了乳房超音波檢查，一切都很正常，所以我就放心了。

直到二〇一五年年底，身體又開始出現了一些問題。先是每天都會頭暈。因為我一直有在練功，所以我想這應該是身體把過去累積的毛病發出來的修復過程，而在半個月後頭暈就自然好了。

接著八年前因為吃糖葫蘆咬斷，所留下的半顆牙，開始以持續疼痛向我發威，最後我不得不花兩千元人民幣讓它退役，這也是我人生中拔的第一顆牙。至此，我引以為榮的三十二顆牙，變成了三十一顆。

又過了幾天，不知道為什麼，我突然踩空了家裡的樓梯，摔下來的一瞬間，我的左臂在空中甩了一下，就平穩地坐在地板上了，一分鐘後，我活動了一下手臂，扭動了一下豐滿的臀部，不禁竊喜，屁股大就是有好處，幸好尾椎沒事，檢查了其他地方也都沒事。不過，兩天後，左手臂突然覺得不舒服，而且左側鎖骨鼓起，緊急去看了醫師，照了X光，結果骨頭安好，只是行動不便。時至今天，才發現左側背部肌肉凸起了一個塊，這就是疼痛的源頭。

心理學研究顯示，身體是會說話的。發生意外事故意味著「無法為自己說話，無法反抗權威」；牙齒問題則「代表決定」；疼痛的問題是「渴望得到愛，渴望被擁有」；而乳房代表了母性、養育和營養，因此乳腺出了問題，背後的心理原因是「拒絕好好對待自己，把其他人看得比自己重要，過度關愛別人，過度保護別人，過度忍受」。然而，身體出現了這麼多問題，可是我卻沒有聽懂，也不知道該怎麼辦，只是頭痛醫頭，腳痛醫腳。

又過了幾天，我發現乳房上那個小型突起物似乎逐漸變大，變硬了，而且每次照鏡子，好像它就站在那裡，帶有挑逗性、驕傲地向我招手：「快看我，快看我。」雖然我深信它不是癌細胞，但也覺得是留著無用的傢伙。

在我的再三請求下，家庭醫師給我預約了BI-RADS和乳房攝影。二〇一六年一月十四日，家庭醫師的一個結果打亂了我所有的思路。雖然乳房攝影沒有看出問題，但發現乳房遠紅外線熱像檢查的結果還是有問題，要我馬上做穿刺。我瞪大了眼睛看著醫師，她看到我的慌亂，又摸摸我的結節說：「我覺得應該沒事，但是還是做個例行檢查會比較保險。」醫師的那番話及那一下觸碰，對於診所裡始終保持笑容的我來說，好像在夢中，一瞬即逝。當我走出診所大門之後，心情開始逐漸低落，我開始慌張，恐懼，不知所措。

當我拿到診斷報告認真閱讀時，再次被報告上的名詞震驚了。這是一個如此陌生的詞彙，以至於我必須查字典確認。診斷結果顯示：「高度懷疑惡性」。我讀懂了這個單字的瞬間，我再也沒有在診所裡面對家庭醫師時的笑臉和淡定，腦海裡一直縈繞著那個揮之不去的生僻單字。

身體告訴我生病的真相

每一種疾病都有一段故事，都是在向我們訴說著什麼。疾病襲來，你可以全身放鬆，躺在床上，去聽聽那個疾病想告訴我們什麼訊息。當疾病治癒的時刻，也就完成了其使命。

我決定晚上運用學到的心理學方法，給自己做個催眠，去問問那個結節怎麼了，它到底想告訴我什麼訊息。

當晚，平躺在床上，全身放鬆，然後做幾個深呼吸，讓自己逐漸平靜下來，我開始跟身體對話，並用手摸著那個結節說話。

「你怎麼了？」

當問題一拋出，眼淚便如斷線的珍珠一般弄濕了整個枕頭，我哭得非常非常傷心。一個聲音告訴我：「我非常委屈，非常傷心。」我的故事在淚水中重現。

我一直是個順從聽話的好孩子，直到四十多歲了，當真正看到、了解自己內心需求之後，我的「叛逆期」才姍姍來遲，這讓我的家人無法理解。

表面上，我努力地在加拿大生活，希望有一天可以證明給他們看，讓他們相信，我可以找到屬於我的幸福。但在心裡，卻一直在逃避父母對我的不理解，我無法面對，也無法解決。這是一場「心理遊戲」，我把自己當成籌碼拋了出去，腫瘤只是一個內心用來逼別人讓步的衍生品。這就是疾病背後的真相。

那一刻，我突然覺得自己太幼稚了。我導演了這齣大戲，但我知道那其實根本不是父母想要的，他們一直太愛我，一直在為我擔心，怕我不幸福，怕我受苦，所以才苦口婆心勸我。

以父母的經驗和成長背景來說，他們用全部的愛來愛我，保護我，這是無庸置疑的，看到了這點就不該再去責怪他們，他們給了我生命，這就是最好的禮物和恩賜，我應該感謝這份恩賜。我需要做的是把父母的人生還給他們，因為我背負不起他們的所有期待，背負不起他們想要的生活。我要做我自己，過我自己的人生，好好活下來，而且活得精彩。

當我不自主地說出很多心裡話之後，我看到那個小結節就像一個小女孩在哭泣。她好小，好可憐，希望能夠融化在我的身體裡，因為她本來就是我的一部分，她只是透過她的變化來引起我的注意，引起我的思考，她是在用她自己的身體來保護我，幫助我，我要感謝她的存在，感謝我自己的這份覺知。

最後，我摸著結節說「對不起，謝謝你，請原諒我，我愛你」之後，我看到她已經變成一片紅色，融化在了血液裡。我知道她出自我的身體，她是我身體裡的一部分，我要讓她的能量流動起來，然後化開，讓好的細胞到她該去的地方，不好的細胞隨身體排出體外。我想要健康。

每一種疾病都有一段故事，都是在向我們訴說著什麼訊息。當疾病治癒的時刻，也就完成了其使命。

一段死而復生的影片，告訴我們這個世界每天都有奇蹟

你相信奇蹟就有奇蹟，奇蹟就在人心裡。
生病就是執著。
這個世界告訴我們，每天都有奇蹟發生。
我要創造奇蹟。

拿到診斷通知書的第二天早上，我很早就醒了，若無其事地一樣去學院（college）上課。

說來也巧，第一堂課老師就讓我們看了一段影片，並針對這段影片展開討論。影片是關於加拿大人心中的抗癌英雄泰瑞．福克斯（Terry Fox）的故事。當時年僅二十二歲的他，在面對骨癌和一條腿被截肢的困境下，毅然開始了從加拿大大西洋沿岸到太平洋沿岸的長跑，為對抗癌症的醫學研究募集捐款。雖然他的長跑進行了一半就因骨癌惡化不得不停止，泰瑞也在很短的時間內被癌症奪去了

年輕的生命，但他不屈的抗癌精神卻與世長存。

觀看影片的整個過程中，老師及班上很多女同學都在用紙巾擦拭眼角的淚珠，大家情緒激動地開始發表各種感慨。課程最後，老師教給了我們兩句加拿大俚語「When life gives you『lemons』[1]，make lemonade.」（即便生活給了你一顆酸檸檬，你也要把它做成甜甜的檸檬水）、「Whatever doesn't kill you, makes you stronger.」（只要困難沒有殺死你，你就會變得更強大）。

難道這是上天特意安排的課程嗎？這俚語是老師在告訴我什麼嗎？在這堂聽說課上，我的思緒不得不被「癌症」這個詞圍繞，而那個小結節也一直在隱隱作痛，彷彿說到了她的傷心處。

晚上回到家，我靜靜地看著兒子，突然覺得他好可愛，我還有責任要照顧好他。也許是發現我在看他，兒子便問說：「媽，你怎麼了？」他這麼一問，我不

1 lemons 在俚語中是「破舊老爺車」之意，可以理解為「即便生活辜負了你」。

禁哭了。看到我哭，兒子趕緊過來安慰我說：「你天天學心理學，天天還給別人上課，怎麼輪到自己就產生不了作用呢？你一直這麼哭下去，到檢查那天也不會有什麼改變。如果你不哭，後面的事情你自己都知道，還是做點高興的事，別老瞎想了。我推薦你一個影片看看吧，你看看人家原本都快死了，現在也不都沒事了，你還需要擔心什麼呢？」

聽完後，我笑了，然後打開了兒子推薦的影片，這是艾妮塔．穆札尼（Anita Moorjani）在講述她自己的故事。

艾妮塔．穆札尼是在香港長大的印度女人。在她四十多歲的時候，她罹患癌症，導致全身潰爛，瀕臨死亡。就在醫師宣布她還有兩個小時生命就會結束的時候，她的靈魂升上了天堂，見到了天堂的父親。從小她的父親就對她非常嚴格，她一直在反抗，一直不理解，直到她看到了父親給予她無條件的愛之後，她一下子就釋懷了。在她選擇繼續留在人間，靈魂再次回到身體的四天後，她身上的腫瘤縮小了七〇%。一個月之後，她康復出院，至今醫學界還在研究她的案例。

看影片的過程中，我從頭哭到尾，我知道自己也需要與父親的和解，才能重生。

在影片之後，電腦自動播放的是《深度喚醒》系列書籍的作者、香港心理學博士鍾灼輝的故事。二〇〇四年，他駕駛的滑翔機意外從高空墜落，差點喪命，卻也被醫師宣判終生殘障。他身為心理認知專家，開始不停思考生命發展的可能，並啟動長達半年的自救治療。過程中，他發現原來每個人的身體裡都有一種與生俱來、可以創造生命奇蹟的自癒能力——潛意識，他透過一百四十四天的自我催眠，最終奇蹟般康復。

之前，我也曾看過他的書，但沒有什麼感覺，只是相信心理學能夠創造奇蹟，但這次看完影片，彷彿有種力量在鼓舞著我。

我又看了看正在玩遊戲的兒子，過去我最在意他玩遊戲的時間，但現在看起來已經不再重要，兒子是那麼快樂，那麼可愛，簡直就是我的天使。我真的感激他，他一直在陪著我，幫助我，我知道每個孩子都深愛著自己的父母。

隔天一早，我去了偶爾光顧的教堂。每次歌聲響起，我都會淚流滿面，那天的歌詞裡有句話：「上帝是個奇蹟」。「奇蹟」這個詞也是我現在想要的，我希望自己能夠創造奇蹟。走出教堂後，我突然意識到，我還沒有拿到最終結果就把自己嚇倒了，真是好可笑，就如同戰士還沒上戰場，就被對面的炮聲嚇到尿褲子一樣。

紀錄片《奇蹟》裡有這樣一段話：「你相信奇蹟就有奇蹟，奇蹟就在人心裡，轉化人心就是奇蹟。佛說，生病就是因為執著。鳥會飛不是奇蹟，鳥是乘風而起而不是飛翔，魚兒是乘水前行而不是遊動，我們是否應該停下掌控人生的努力，學會乘著人生的波浪，順勢而行。人類意識中，有一種隱藏的力量就能引發奇蹟。」

這個世界告訴我們，每天都可能有奇蹟發生，我要創造奇蹟。

是否該做穿刺檢查？

腫瘤的穿刺檢查最好在手術台上做，
如果是良性腫瘤當然無妨，
但如果是惡性腫瘤，
穿刺可能會導致癌細胞從腫瘤中流竄出來。

穿刺檢查是用穿刺針刺入體腔抽取分泌物做化驗。二十世紀七〇年代後，國外文獻報告，乳腺腫塊細針穿刺細胞學診斷的準確率達九〇％左右。一般穿刺是醫師以手取出分泌物，有報告顯示，徒手穿刺的準確率在八八．五％以上。現在國際上普遍使用超音波探頭穿刺架。透過在超音波探頭上安裝穿刺架，可以在超音波的引導下將穿刺針引導到人體的目標位置，以進行細胞學檢查、組織切片檢查、囊腫抽取和治療等。透過穿刺架引導的穿刺，穿刺針沿著超音波設備設定的引導線行進，並經由超音波監視器進行觀察，能夠精確到達穿刺的目標位置。在中國，大多數醫院仍然是徒手穿刺。我最後使用的還是徒手穿刺，穿刺結果雖然沒有發現癌細胞，卻導致了戲劇性的手術結果。應該說徒手穿刺的誤差對任何個體而言都是百分百。

當我向醫師諮詢穿刺檢查的事情時，醫師建議腫瘤的穿刺檢查最好在手術台上做，如果是良性腫瘤當然無妨，但如果是惡性腫瘤，穿刺可能會導致癌細胞從腫瘤中流竄出來。

於是我緊急聯繫在中國的朋友，代我諮詢專家聽取意見。幾家大醫院專家的意見是回中國檢查比較好，醫師也許用手一摸比穿刺結果還準確。如果一定要穿刺，建議穿刺後儘快手術。

對我來說，如果是良性腫瘤就算結果是好的，可在這異鄉的陌生環境裡，住院聽不懂醫師說什麼，語言溝通是一大難題，萬一情況不妙，誰又能來照顧我和孩子？再說，穿刺之後如果腫瘤是惡性的，我得再坐十三個小時的飛機飛回中國，不曉得會造成怎樣的後果。左思右想，我還是決定不在加拿大做穿刺檢查。

當我把取消穿刺檢查的決定告訴加拿大的家庭醫師和專科醫師時，他們驚訝不已，勸慰我不要放棄檢查，如果沒事，做檢查不會有太大影響；如果有事，儘早處理也會比較好。但是最終他們還是遵從了我的決定。

透過繪畫療癒來舒緩身心

面對恐怖的診斷結果，人人都會惶恐不安。但是人愈到關鍵時刻，愈到危難時刻，就愈有覺知，也愈有生的希望。只要有生的希望存在，就會找到辦法。

我知道，這是我這麼多年學習心理學之後的一次考試。一次理論與實踐相結合的嚴峻考試擺在我的面前。

每天回家後，我就一遍又一遍地看艾妮塔的影片經典部分，這樣才會心安，恐懼會遠離我，信念會靠近我，晚上會睡得很好。我不能白學、白講那麼多心理學，到自己身上居然變成這樣。我要創造奇蹟，看看七天後會有什麼變化。按照人體代謝，七天就會更新一次了。「掉進水裡不會淹死，掉進水裡不動才會淹死」，我要與時間賽跑，讓身體向健康方向發展。

如果生命只有七天，你想做什麼？

答案當然是精彩地活，高興地活，而且還要活得有意義。然後，我給自己寫了一個願望清單，每天去做最想做的事。

我一直堅信我的生命靈數和塔羅牌老師所說，「你現在是在一條健康的道路上」、「現在只是黎明前的黑暗」，以此來鼓勵自己。我始終相信，所有的事情都是來幫助我的，都能讓我學到些什麼。也許這個禮物很難看，但是它一定是一種收穫。

曼陀羅繪畫療癒

夜裡我做了一場噩夢，夢見自己得了癌症。醒來的那一刻，我沒有挪動身體，而是開始跟潛意識對話，問問這個夢究竟在告訴我什麼？（如果做了夢之後，想知道答案的話，請在醒來之後不要馬上挪動身體，然後直接去問這個夢要告訴你什麼？也許你會得到答案。）我得到的答案是：我看到了身體裡隱藏的恐懼和焦慮。這都是我白天所思所想的結果。很快我又睡著了，又開始做夢，一個聲音告訴我：「每天應該多去做些有意義和快樂的事。」

人愈到關鍵時刻，愈到危難時刻，愈有覺知，愈有生的希望。只要有生存的希望存在，就會找到方法。我想到自二〇一五年起，我利用各種機會教外國人和華人曼陀羅繪畫療法，這是非常好的自我療癒方法，對於與時間賽跑的我來說，每天拿起畫筆是喜悅的。

清晨，我拿出畫筆，開始畫畫。我一直是個喜歡豔麗顏色的人，但是今天第一次特別想拿起黑色的筆，畫一隻黑色的蝴蝶。畫到最後覺得和諧了，心裡舒服了，就發給教我畫曼陀羅的老師。

她看完之後說：「你的內心是顫動的，是不是可以試著把黑色放大，流淌出來呢？黑色可以產生任何的能量，我們都是從黑色中來到這個世界的，盡情揮灑吧。」這一瞬間，我有些莫名的感動，眼淚不禁流出來。然後我又開始畫畫。果真用黑色塗滿了原畫。畫到最後，我發現黑色也挺美的，隨口說了一句：「來吧！黑暗，誰怕誰？」

上帝關上一扇門，就會打開一扇窗。如果上天一時忽略了我們，關上門的同時封閉了那扇窗，那我們就畫一扇窗給自己。

神奇的自發功

從我決定與時間賽跑開始，我把每天練「五禽戲」的時間增加到一小時。七天之後，每天練功時，氣血帶動我主動去按摩腋下和乳房，最初是腋下按摩，很痛很痛，後來是敲擊兩肋，痛得我眼淚都快飆出來了，再後來是敲擊後背。這是氣在幫我疏通經絡，帶領著我自我復原的過程。練功時，感覺自己就像一隻受傷的小貓在舔舐著傷口，這是唯一可以做的事，只是希望自己能儘快好起來。練功讓我看到了身體的本真和自我療癒的能力。

每次冥想對話時，小小的她都會告訴我：「希望融化在我的身體裡。」每當她隱隱作痛時，我知道她一定是在和壞細胞抗爭，要給她時間，讓她經歷這個過程，然後我也看到她每天一點點融化在我的身體裡。

然而，當我發現那個結節還在那裡，心情便瞬間跌入谷底。這是怎麼一回事呢？怎麼沒變好呢？手背因為練功按摩被磨破了，很痛；受傷的左臂也一直在持續配合練功，本來想也許能有所好轉，可事實再一次衝擊著我。我該怎麼辦？

病來如山倒，病去如抽絲，哪有那麼快呢？我告訴自己。還是持續練功吧，我沒有別的事可以做，持續練功，就是我唯一的希望。一切都會好起來。我必須堅信這件事，堅信我可以自救。一切都會不一樣。

透過練功，我看到了一個真相：身體對我們真是太好了！我真真切切地感受到，身體一直在保護著我們，陪伴著我們，並用自己的自癒機制來保證我們能夠享受今生的這段生命旅程。疾病只是提醒我們要關愛自己。我們需要更愛自己，更愛護這具身體。

面對壞消息，親友的陪伴最重要

壞消息會困擾人的心理一整天，限制基本的認知功能。在面對惡性腫瘤的診斷通知時，再淡定的人也會慌亂，這時能有頭腦清晰，理解並支持你的親友與你並肩作戰，就顯得尤為重要了。

對於這樣的壞消息，一向頭腦清晰的我，慌亂了；作為心理學傳播者，我恐懼了。但我不得不面對。我一直努力讓自己積極向上，每天都在改變，希望有奇蹟能夠發生。

在整個過程中，我最需要的是親人、朋友的鼓勵與安慰。我不能把醫師診斷的真相告訴父母，我只能透過微信找到中國的幾個朋友，把我的惶恐說出來，請他們幫我出主意。也正是在這個過程中，我看到了人性的種種。那些頭腦清晰，理解並支持我的朋友讓我感到無比重要，無比幸福。

當我把我的情況告訴他們之後，每個人都提供了不同的觀點和態度。不論他們給予我怎樣的答覆，我都視為一種幫助，最終，我還是在自我幫助中找到了答案。

一位摯友：他屬於「外表冷漠，內心狂熱」，極具責任感和擔當的男人。那是我們倆第一次語音通話，他一直認真聽我說話，至於我說了什麼，我已經完全記不得，我只知道他一直在陪著我，鼓勵我，為我加油。平時很少說話的他，居然記得我的每個檢查日，發微信詢問情況。我知道，他是一個可以給我力量的人，他永遠都在默默支持我。「懂」比「愛」更重要。

一位大姐：她是身居高位，卻永遠平易近人，充滿青春朝氣的人。無意間的對話中我說出了我的情況，她一瞬間就淡定起來，然後開始認真幫我把每種可能發生的情況做了利弊分析。她是第一個這樣幫我分析利弊的人，因此，我的頭腦一下子清晰了。

一位心理學者：她是身心全息療法的宣導者和傳播者，修佛、修身，喜歡聽從內心，她的座右銘是「一定要讓自己先痛快」。得知我的情況之後，她只說了一句：「你沒有發現你頭暈、掉牙、摔傷手臂，以及結節變化，都是你的身體在跟你抗議嗎？去問問你的內心，問問你的身體，你是否該回家了。」

於是，我再次做了冥想。身體裡有個聲音告訴我：「身體第一，人在，健康在，什麼都在，我想家了。」在加拿大的艱難生活中無論遇到任何困難，我始終相信那都是老天給我的禮物，都蘊藏著一份機遇，讓我從中可以學習什麼。只是現在我實在太累了，我扛不住了，我該回家了。

所以隔天，我預訂了回國的機票。

第二章

雲湧

——恩寵與勇氣，超越死亡

被接受，就是「恩典」。
接受這一事實，才是「勇氣」。
恐懼死亡會降低生命的活力，
接受死亡，是為了更好的生活。

————肯恩．威爾伯

檢查結果出人意料

有病亂投醫是大多數病患下意識的反應，向其他醫師尋求第二意見，多諮詢並沒錯。但誰也不是神，切忌只聽片面之詞。選擇專業的醫院、有經驗的醫師，才能讓自己不後悔。

抵達北京已經是二〇一六年三月五日晚上七點多了，隔天一早，我就直奔某三甲醫院拜見乳腺科「神手」主任。要知道中國乳腺科醫師每天觸診病患上百，以海量經驗示人：「一摸就知有沒有」。而國外醫師、家庭醫師也許只摸了一次，之後就直接安排各種機器檢測，恐怕幾個月也沒機會摸上一次吧？這也是我急切回國希望主任看診的目的。

「神手」主任用手一摸就對我說：「儘早手術吧，留著沒用，隱患。」我試圖用我的思維來解釋說：「是說這不一定是惡性，早動手術早安心是吧？」主任非常和藹地點點頭。

走出醫院，我抱著一線希望直奔上海，急切參加肖然老師為期一周的身心課程，我需要在那個極具正能量的場所裡淨化身心，哭一哭，泡一泡。

六天課程裡，肖老師對我非常照顧，他在課堂上為我做了「身心個案」指導。當我回顧我四十多年走過的經歷時，我看到了一直被黑色石板壓著，只透過一條縫隙來呼吸的我，即便如此，我仍然渴望陽光，我仍然喜歡陽光，希望透過那僅有的一點陽光來呼吸和微笑。我一直以正能量的面孔示人，然而我的順從，我的「老好人」性格，以及我的笑容的背後卻是我絲毫覺察不到，已經習慣了的壓抑。「家族排列」的震撼更是讓我驚恐得魂飛魄散，我看到了我的死亡動力。在那一刻，我聲嘶力竭地喊出來：「我不想死！」

雖然我相信自己會沒事，但接下來的幾天裡，在朋友的安排下，我還是見到了北京協和醫院、腫瘤醫院、人民醫院等頂級醫院裡最好的醫師。各位大咖意見不一，有的說惡性早期，有的說良性沒事，不論怎樣，我還是在醫師的勸慰下儘快做了個穿刺，看看顯微鏡下的真實情況。

在靖哥的幫助下，我很快約到了穿刺檢查。負責穿刺的醫師是個帥氣的年輕人。他一邊穿刺一邊跟我說：「你看，這切片上的東西應該都是癌細胞了。當然我們還得等結果出來才知道，反正你做好心理準備，這應該是癌症沒錯。」聽到這些話我很不高興，也很害怕。「你會說話嗎？你怎麼看出來是癌細胞啊？不要這麼嚇唬人。」之後我身體發抖地走出了檢查室，雙腿開始有些發軟。

回到爸媽家，我不敢告訴他們結果，但我知道我肯定要手術，不能帶孩子回加拿大上學了。情急之下，老媽毅然決定立即訂機票，隔天一早帶我兒子回加拿大。在那一刻，老媽絲毫沒有考慮到自己，一個七十五歲的老人，將要面對在語言不通、完全陌生的國度，撫養一個未成年孩子會遇到的巨大困難。

這一刻，我知道了什麼叫親人，什麼是父母。在孩子需要幫助的時候，只有父母會無條件地伸出援手。

糊里糊塗的手術

所有的手法和機器檢查，都不如切除腫瘤，直接檢驗病理結果來得真實。但真實的結果往往會讓人透不過氣來，很難接受。

走進著名三甲醫院乳腺外科病房，渾身感覺不舒服，特別是牆上那一張張乳癌患者的傷口整形照片，恐怖得讓人喘不過氣來。

拿了醫院的衣服，我被分配在一間三人房。一位剛剛切掉乳房的病友見到我這個新人，第一句話就是：「別怕，面對現實。」而另外一位熱情的大姐更是對我噓寒問暖，關愛有加，她已經是二度住院了，需要再動手術。可是，我一點也看不出她是個乳癌患者，她積極，樂觀，像專家一樣耐心詳細地講解關於乳癌的所有疑惑。可是我還是心生顫慄。她說的內容我不敢聽，也聽不進去。

為了方便寫作和讀書，隔天我換到了一間單人病，雖然住院費從三十元漲到兩百元，我想反正也待不了幾天，就算是圖個清淨吧。

每天清晨，主任都會帶領一批醫護人員前來巡房。從我住院那一刻起，每天都會有幾位實習醫護人員伸手摸摸這個小結節，想必也是累積經驗的一種辦法。

雖然穿刺結果還沒有出來，但所有醫師看似都認定了惡性腫瘤的結果，因此告知我明天的手術需要全身麻醉，並在手術中間做切片檢驗，如果是良性就立即縫合，如果是惡性，則需要擴大手術面積，並徵詢我意見到時要保命還是保乳。這讓我非常不爽。我或許根本沒事，弄成這樣是想嚇唬誰啊？

下午我開始打坐冥想。待我睜開眼睛，醫師突然進來急切地說：「穿刺結果仍不能確認是否有癌細胞，因此明天改成小手術，不需要全麻了。」

我興奮地說：「就是嘛，我沒事了。」

我覺得這次病得奇怪，太戲劇化了，絕對是心理學的一次考試。我繼續看著，看著這齣戲會如何結束，我知道明天一切即將落幕。

三月二十二日早上六點半，看護來病房接我去手術。去手術室的路曲折而漫長，一會兒上幾層電梯，一會兒下幾層，我根本不知道前方的路在哪裡，只有靖哥推著我的病床，一直陪著我。

我是小手術，幸運地被安排在第一台。躺在手術室外面的通道裡，後面陸續來了很多床病患。我不時歪著頭四處張望，看看其他病患焦灼的狀態。不知道是興奮還是緊張，我想上廁所，得到醫護人員的特別照顧，還參觀了一趟這裡的洗手間。

等我躺到手術室裡，主任帶著一群醫護人員進來了。今天的主任看起來和藹得很，笑著跟我說：「穿刺結果還算不錯的，希望今天手術順利。」之後，我就什麼也不知道了。只恍惚記得，一位女醫師說：「手術很成功，乳房保住了。」

等回到病房，看見四位友人都在身邊，我興奮得跟他們講述這幾天的曲折及我的小手術，自始至終，沒有任何人提及手術的結果。直到兩天後，我發現自己不能出院，而且護理師還來教我手臂康復訓練，我才開始注意到腋下的導管，一個我不願意面對和相信的事情終於塵埃落定了。

「乳癌。」醫師告訴了我答案。

「不可能！怎麼會是我？我無法相信！」這是所有身患重病的人都有的問題。當然接下來所有人都會說，「你就認命了吧，就當中了彩券。」

那個腫瘤是誰？它是我身體的一部分，從我身體裡長出來。它在告訴我什麼？提醒我什麼？我一直認為自己持續練功，持續學習心理學，所以不會長任何東西，就根本不把它當做一回事。怎麼會這樣？

接下來，醫師開始跟我討論放化療的問題，但我從頭到尾都以抗拒的態度來面對。我實在無法接受這個結果。

無條件的愛，把我從死亡邊緣拉了回來

在你不刻意付出和努力的情況下，依然有人願意愛你，並且不期待和不要求你得回報什麼，這就是無條件的愛。正是這份愛才把我從死亡和絕望的邊緣拉了回來，讓我得到活下去的勇氣和希望。

人世間愛的最高境界，叫作「無條件的愛」。什麼是無條件的愛？——「在你不刻意付出和努力的情況下，依然有人願意愛你，願意對你好，並且不期待、不要求你回報什麼。」愛人之間、父母與孩子之間、朋友之間，很多時候我們以為的真愛背後其實都有一個對愛的要求，即希望對方更加愛我們，都有一個要求回報的內在需求，而在我生病期間，我卻體會到「無條件的愛」的真諦。

我在北京做了癌症切除手術，手術之後，除了醫師每天跟我討論何時放化療，護理師每天檢查引流管的顏色和重量，總共花費十分鐘之外，我全部的時間

都可以躺在病床上胡思亂想，比如我實在不知道接下來的日子該如何面對，就不時看著十樓厚厚的窗戶，想著如何用我傷殘的手臂砸碎玻璃，然後一頭跳下去就可以徹底解脫了。但總是在我還沒來得及實行計畫之前，我的病房裡就被歡聲笑語充斥了。

我生病的事情，只有學生靖哥、冬子，朋友阿榮、阿夢知道，所以從我住院開始，他們四個人一直輪流來醫院陪我，給我做飯，送飯，餵飯。阿榮負責開導我，陪我聊天；靖哥、阿夢負責講笑話，逗我開心；冬子則默默地盯著我床前的機器和我的一舉一動，生怕我有任何閃失。手術後，阿夢請了三天假全天候守在我病床前，第四天早上他要去上班時，我看他一瘸一拐的，問他怎麼了，他說：「這幾天陪床，我腳臭，怕熏著你跟護理師，三天三夜沒脫鞋，現在腳有點腫。」

面對大病初癒「想把全村的雞都吃了，想抱著大龍蝦睡覺」的我，為了滿足我的胃口，冬子把我住院的消息告訴了我所教過的高中學生們，從此我的病房裡每天人來人往，絡繹不絕。後來每天的中餐、晚餐，學生們都會透過微信群來問我吃什麼，決定誰來送飯。做飯、買飯、送飯、買東西，問我愛吃什麼，他們就送什麼，比如小敏和悅悅經常給我買最好吃的酸湯麵。誰買、誰送、誰找誰取飯盒、誰找誰取東西，一條龍服務，井井有條。甚至到後來他們就不打招呼了，直接把飯送到病房裡。小敏做飯最好吃，糖醋排骨倍受歡迎。忙著開會的「群主」讓老婆趕來送飯，沒時間做飯的「寶寶」讓爸媽做好再給我帶來，一時間，我的住院伙食一下子得到了改善。

某日早上七點，我吃完早餐看《老炮兒》，護理師端著一兜子飯進來說：「你家屬給你送的早飯。」哪來的家屬？我心裡納悶，打開一看，原來是一張熱呼呼的糖油餅和一碗麵茶，也許是《老炮兒》情節的感染還餘音繞梁，也許是那熟悉的味道讓我想起了什麼，總之，我的眼淚一下子就流下來了，不停地流啊流啊，流到麵茶裡，流到我的嘴裡，流到我的心間。直到下午我才知道，靖哥六點就特別跑到南城排隊買了老北京的早點，再把早點放到護理師站，就趕快帶他老婆去做產檢了。

某日晚上七點，我吃完晚飯躺在床上看電視，溫柔賢慧的小希舉著一大塊豬腳、一盒糖火燒、一盒豌豆黃進來了，她說晚上沒事，跑到護國寺小吃店給我買點好吃的來看看我，就回家吃飯了，而我則抱著我那最愛的北京小吃，心滿意足地聞了又聞，不捨得放下。

雖然我心裡是多麼希望有人陪伴，但我知道，平日中午在休息時間來看我的學生到了週末就要忙著照顧孩子，因此我就在微信群裡告訴他們週末放假，誰都不用來了。但是某週六上午，鬍子拉碴、不愛說話的「暖男」居然拎著兩桶水，提著一堆水果就進來病房了。我問他怎麼不打個招呼就跑來了，他說：「有孩子的同學假日都忙，我沒事就過來看看你。不過就是笨，從家門口就買了兩大桶礦泉水一直拎過來，怎麼就沒想到在醫院樓下買呢？你說我傻不傻！」他一邊說著，邊從口袋裡掏出幾個髮圈和髮夾，放在被塑膠袋勒紅的大手上說：「老師，雖然我不會綁辮子，但是今天我可以幫你試著綁綁看了。」我那不爭氣的眼淚啊，便刷刷地不停往下流啊流。

某日中午，燕子帶著五歲的兒子來到我的病房，說是今天休息，孩子身體不舒服就沒去幼稚園，順便跑來看我。孩子跟我聊天，逗我開心，燕子則忙著幫我收拾病房裡的各種東西。某日下午，佳佳也帶著六歲的兒子來醫院看我，後來又把我接到她家裡，幫我洗澡，做飯給我吃，還花一兩個小時幫我保養，把她最漂亮的衣服拿出來給我穿，幫我梳洗打扮。看到她們，我心裡在想：「如果是我，能否做到利用這寶貴的休息日，帶著那麼小的孩子去醫院照顧病患，甚至還接到家裡如此伺候病患呢？」我知道，我做不到。

還有很多有意思的同學。比如身高一百九十公分的「大個兒」每次都是中午「悄悄地進來，打槍的不要」[2]。他大概是怕擋路，總是站在病房的牆邊上，然後遠遠地看看我，呵呵地笑笑，問候我一下，沒什麼事就去上班了。高高壯壯的「憨憨」有天突然來看我，第一句話就是：「老師，你千萬別跟我老婆說我來醫院看你了。因為我丈母娘住院我都沒去醫院。」看著憨厚純樸的孩子們，我哈哈大笑，笑中卻帶著隱隱的淚水。一種溫暖從心頭上升到喉嚨處又慢慢融化開來。

我長了一頭烏黑亮麗的秀髮，又多又硬，但好幾天沒洗衛生狀況堪憂。幾個姑娘開始計畫在午休時間一起幫我洗頭。小欣從家裡帶來臉盆、毛巾，小穎負責帶洗髮精、吹風機，還有四個男生負責買水、倒水。由於我的頭太大了，加上頭髮的重量，所以還有人要專門負責捧著我的大腦袋，避免我的頭擱在盆上不舒服。洗髮後，有人給我剪指甲、修眉毛、吹頭髮。那架勢，想必皇太后也不過如此待遇吧。

病房裡，他們有說有笑，把我的病房當成了聚會的好地方，說過笑過，伺候我完畢，一切妥當，學生們就陸續回去上班了。

用阿焦的話說：「你教這兩年書，真是賺了，你生的這個『小病』，大家都來伺候你，一般人對親姐也不過如此啊！」憨憨說：「就算你什麼都沒有，你還

2 編注：是指悶不吭聲，偷偷摸摸行動的意思。

有我們啊！」靖哥說：「這世間沒有絕對的對錯之分，但是有一條，如果有人欺負我姐，就是不對，我們全班同學都跟他沒完。」住院的三周時間裡，正是學生們無微不至的愛，才把我從死亡和絕望的邊緣拉了回來。他們陪我度過了最最黑暗，最最艱難的日子，讓我可以得到活下去的勇氣和希望。

我大學畢業那年，學生們剛剛高一，我只教了他們兩年物理，當了一年班主任，他們高中畢業，我去了外商公司。轉眼二十年過去了，每年的教師節我都會聽到那句熟悉的祝福：「教師節快樂！」從手寫的賀卡，到後來的短信，再到現在的微信，有的學生甚至一年就只在這一天跟我說這麼一句話，卻持續了二十年。三年的師生情，換來了富有四海、富過王侯的感覺，這是讓我炫耀的美好，也是我一生的財富。是學生們讓我體會到了人世間的單純而快樂，富足而豐盈。是學生們在我人生最苦難的時候，溫暖而堅定地陪著我，不離不棄。二十年間，學生們一直都慣著我，哄著我，我永遠不用擔心他們會嘲笑我，數落我，批評我。無論我身在何處，好與不好，驕傲或失敗，榮辱或對錯，富有還是貧賤，和他們在一起我都是安全的，我不會得到任何評判。我知道無論何時，他們都會無條件地接受我，永遠陪著我，支持我，我們永遠都是相親相愛的一家人。

傳說，人世間有一種最美好的、最高境界的愛——「無條件的愛」，諸世難求。而這一世我和我的學生們有幸一起見證、一起享用這份無價的愛。

透過與父親的和解，重新解讀父愛的意義

要達成與父母的和解，
先要達成與自我的和解。
然而，這種和解是急不得的，有一定的時間和機緣。
而和解只是轉瞬間的心境改變，一切就都化開了。

三個星期過去了，我出院了。應該說這是一次告別。對過去的告別，對癌症的告別。其實我是害怕出院的，因為出院面對的第一個問題就是要跟老爸住在一起，由他來照顧我，其實我住院頭一天老爸還在跟我大發脾氣，我真的不知道回到家裡該如何面對他。但是另一個聲音告訴我：「這是一個好機會，我需要利用這個機會，好好學習如何和老爸相處，如何緩和我們之前有些僵化的父女關係。」

回到熟悉的家裡後，我努力讓自己平和、平靜，嘗試著跟老爸聊天。出乎我意料的是，老爸變了，徹底變了。

那天老爸說：「過去老爸脾氣不好，雖然都是為了你好，不過還是說了很多氣話，對你批評太多，鼓勵太少，給你壓力太多，沒有真正考慮到你的困難，可我萬萬沒想到你生了這麼重的病，要是能用老爸的命換你，我也願意！我都七十五了，你還年輕啊！如果治病需要錢，老爸可以把家裡的房子賣了！」

那一天，我和老爸都哭了。我用我的病換來了爸爸的理解，看到了爸爸的愛。平常都是老媽做飯，現在因為老媽去加拿大幫我照顧孩子，只好由老爸做飯來照顧我。沒想到他居然試著蒸發糕，炒各種菜肴給我吃。我問他什麼時候學的，他說：「沒做過，頂多就是吃過你媽做的。」我笑了。在笑容的背後，我看到了老爸的愛。

我們每天都一起出去買菜，散步，一般走幾十公尺，我就要坐下來休息，過去急驚風的老爸不見了，他總說：「累了就歇會兒，我們不用著急。」走著走著我就渴了，我們走進一家超市，我想買瓶果汁，老爸說：「想喝就買！」然後我突然又想吃那種蓬鬆的大麵包，但是一看價格二十元一個，太貴了吧！這個價格在加拿大可以買個生日蛋糕了。這時老爸又說：「想吃就買，別問價錢。」我手裡捧著麵包，吃了幾口就不想吃了。老爸說：「沒事，不想吃就不吃了，別吃還讓自己難受了。」整個過程中，我看到了一個充分耍賴的我，看到了一個孩提時代未被滿足的我，在這一刻得到補償和滿足。

在記憶深處，我一直記得小時候從幼稚園回來想吃冰棒，但每次爸媽接我回家，都會站在冰棒車前問我：「冰棒三分錢一根，給你一毛錢，能買幾根？」要知道，上幼稚園的我剛剛開始學會背「九九乘法表」，我的數學能力實在解答不了他們的問題，結果一次次在冰棒車前掰著手指頭算數，又一次次與冰棒擦肩而過。幾個月過去了，當我終於知道一毛錢可以買三根三分錢的冰棒，還能剩下一分錢時，我總算吃到渴望已久，得來不易的冰棒。我想不起來當初舉著冰棒時的感受，但是這段買冰棒的故事卻一直縈繞在心頭。

學了心理學之後，我才明白，那是一種有條件的愛充斥在我兒時的記憶裡，那是要用條件交換才能得到的愛和滿足。所以在我的人生信條裡也一直充滿了：

「只有我對別人好才能換回別人對我的好。」而今天不同了，一貫對我嚴苛要求，花錢節儉的老爸卻不再在乎錢，不再在乎別人的評價，而只在乎我的感受了，只要我高興，怎麼都行。我知道，被要求的、有條件的愛只是表面的，因為我的生病，展現出了一直深藏在老爸心底的、美麗的、無條件的愛。

我很欣慰，很滿足。我知道，這堂與父親和解的心理課結束了。

該不該告訴病患真相？

不要再以愛的名義，對癌症病患隱瞞病情了！
如果你自己生病了，你希望被隱瞞嗎？
你願意讓別人替你的人生負責嗎？
請站在對生命負責的高度上，把人生的選擇權留給病患自己。

在我抵達加拿大不久，就認識了一位曾罹患乳癌的美國朋友。那時我們就曾經為是否要告訴病患真相，或者說關於生病的知情權問題進行過討論。

當時她驚訝地張著嘴問我：「為什麼你們不告訴病患真相，聽說全家人都可以知道，唯獨病患不能知道？」我反問她，為什麼要告訴病患實情呢？她說：「我們都是相對獨立的個體，我有權知道我的真實情況，以便安排我的未來生活。」

我們之所以選擇不告訴病患實情，很多時候是考慮到病患的心理承受能力。

有的人不知道真實情況時，還能開心地生活，一聽說得癌症了，可能病情就會惡化。

這位朋友說：「我知道你們都是一大家子人生活在一起，彼此都相互牽連，從小可能什麼事情都是以家庭為單位，而我們都是要先學會獨立，學會對自己的人生負責。」

這是我二〇一四年年底記錄的一段討論，沒想到今天又真真切切地面對這個話題了。

我記得從回國做各種檢查到手術後的第三天，我才知道真相。這期間因為有醫學的檢測結果問題，有醫師的情面問題，有友人擔心我的情緒問題，他們一直不敢告訴我真相，而我的那顆顛沛流離的心就在這跌宕起伏之間忽高忽低，上下翻騰，不知所措。直到真相被揭開之後，才發現不論內心如何逃避，該來的怎麼也躲不過去，既然早晚都要面對，不如早早知道真相，長痛真的不如短痛，早知道病情可以早點面對恐懼，找到解決辦法，儘早重新選擇另一種生活方式。

在我住院的過程中，我也感歎中國醫療體系的變化，我所住的乳癌病房有四十多張床位，每天病患來往不絕，大家對自己的病情大多基本上都瞭若指掌。大多數情況，醫師都會告訴病患真實情況，由病患為自己的手術或治療方案做決定。

有的醫師說：「臨床中每天碰到癌症病患，最棘手的不是如何治療，而是要不要告訴病患實情。因為這個環節很重要，直接關係著患者能否得到正確的治療。」家屬常常強調「保密」。過去很多人認為：「得了癌症就沒救了，如果知道真相，癌症病患不是病死的而是被嚇死的。」家屬為了愛的理由，選擇將病患雙眼蒙蔽，任他們在黑暗的沙漠裡走完最後的路。

當然，的確有不少病患在知道實情後對人生悲觀絕望，甚至走上不歸路，但是愈來愈多的人都有著強烈的求生本能，他們都不是我們想像的那麼脆弱。全球大量的癌症案例告訴我們：「癌症不是世界末日，癌症並不可怕，癌症是可以治癒。」

物理學有一個著名的實驗：「薛丁格的貓」，這一設想提出了平行宇宙之說。如果從一個三度空間去看待真相，「你見或者不見我，我就在那裡，不悲不喜。你念或者不念我，情就在那裡，不來不去」。所以，告訴不告訴病患病情，疾病都在那裡。存在就是真相。家人雖然不說，病患雖然表面看起來不知道，其實從另外一個層面去看，每個人都知道真相。

身為一個癌症患者，我真心呼籲，不要再以愛的名義，對癌症病患隱瞞病情了！如果你自己生病了，你希望被隱瞞嗎？你願意讓別人替你的人生負責嗎？請站在對生命負責的高度上，把人生的選擇權留給病患自己，你一定會看到不一樣的春天。

接納是逃脫病情困境的一把鑰匙

「癌症」其實是對過去的一個了結，或者說對過去的我們說再見。這個告別儀式一定既不舒服又艱辛，但總會結束。接納就是一把鑰匙，幫我們打開通往重生的大門。

看著胸前的那道傷疤，記錄了我不珍愛自己的過去；挪動著幾乎殘疾的右臂，記錄了多年來我明知道自己很累，卻仍然拖延不去休息的後果。

接下來我是否繼續治療？如果說手術前我像無頭蒼蠅一樣四處尋醫，那麼手術後面臨的將是接受放化療，還是其他自然替代療法的艱難選擇。

我先去北京最著名的中醫院，詢問被癌症病患信任的癌症醫師。醫師看了我的手術結果後，溫柔而堅定地對我說：「西醫在乳癌的治療上已經相當成熟，既然有標準化治療，你應該做完至少六次化療，後續再進行放療和藥物治療才可以。中醫只是輔助手段。」臨走前，她又送了我一本書，雷蒙德．法蘭西斯（Raymond Francis）的《永遠不再害怕癌症》（*Never Fear Cancer Again*）。後來我讀完這本書，再次詢問醫師：「你推薦的這本書不是也提倡自然療法嗎？為什麼你還堅持我做西醫後續治療呢？」醫師再次溫柔而堅定地告訴我：「有標準化治療就不要放棄。」

之後，朋友又帶我去見了自然療法的老師，她以親姐的癌症轉移為案例，勸說我使用「飲茶」的自然療法：每天兩小時喝六杯茶，慢慢品味，咽下的是愛，恨逐漸褪去，愛逐漸升起，並且要我感恩生病這件事。從此，每天喝茶成了我最重要的一件事，慢慢地喝，茶是甜的，喝的時候的確有喜悅感，可是從嘴上到心裡，我無論如何對「癌症」就是無法感恩。過去我把任何困難都當成生活中的禮物，但這次我真的做不到。

我一直善良樂觀，樂於助人；到了人生地不熟的加拿大，我希望能活出自己，希望成為自己、兒子、父母的驕傲；我還幫助華人度過海外的孤獨難關，我那麼努力，卻被癌症擊倒了，這是對我一直以來的努力的嚴重否定。我該如何接受這件事？如何感恩呢？我真的想不通。

與此同時，加拿大大使館的朋友幫我諮詢加拿大醫院的治療情況，加拿大的好友更是直接找到我的家庭醫師，溝通討論我的後續治療方案。

在聯繫加拿大醫院方面，首先是翻譯問題。在中國的所有手術報告和病理報告都要翻譯成英文。一方面，哥哥幫我聯繫了北京最好的翻譯公司連夜翻譯報告；另一方面，我的手術醫師楊醫師，從早上八點一直忙到晚上十點，開完幾台手術之後沒有休息，就寫郵件給我的加拿大醫師，也出診斷報告，一直工作到凌晨三點。好容易把連夜翻譯的報告郵件發給加拿大的醫師，卻被告知不符合加拿大標準。加拿大醫師說先讓我在中國化療一次，免得耽誤病情，後來又擔心任何的中國醫療處置很可能與加拿大的標準不一致，反而增添更多的麻煩，最後在中加兩國醫師的共同積極推進下，四月二十二日，我啟程前往加拿大。

臨行前有位朋友勸慰我說：「你要理解朋友和家人對你的擔心，你看你現在無收入，有貸款，帶著孩子在國外，還得了癌症，你這人生真是夠悲慘，夠失敗。」

聽完這句話，我有點不舒服，不服氣！但那一瞬間，我就好像被一棒子打醒了。如果這麼說，我的前半生既然如此失敗，如果就這麼死去，簡直太虧了，所以我必須把後半生活得精彩，這樣人生才喜憂參半，兩者打平，才不枉此生。接下來我該怎麼辦？是的，我不能就這麼被打倒。

美國心理科學中心網站上寫著：「那些痛不欲生的事情反而會讓人變得更為堅強。」這項研究成果有助於好好地理解人們的情緒，和對負面事件的關注程度。既然癌症已經成為事實，過去的種種經歷也無法改變，那麼讓自己最幸福的辦法就是接納。勇敢地接納這個新世界，才能有機會過著更愉快而幸福地生活。

某種疾病的出現，是希望我們能看到背後的真相，當我們看到真相，疾病就沒有存在的價值了。所以癌症只不過是對過去的一個了結，或者說和過去的我說再見。之後將是一個鳳凰涅槃、真正重生的自我。這個告別儀式一定特別不舒服，特別艱辛，但總會結束。接納就是一把鑰匙，幫我們打開了通往自我重生的大門。看見、接納、和解等的自我療癒是通往更高層次的道路。這是一個階梯，是黎明前的黑暗，我在努力迎接光明與希望。歐普拉說：「無論生活把你毀成什麼樣子，請你站起來，改變它，不要放棄自己，人生一定會給你一個最好的回報。」

我感謝自己，為自己感到驕傲。同時也愛自己的智慧，愛我的身體一直陪著我、保護我，我要更加愛護它、珍惜它，彼此互助共存。

第三章

接受

——永遠不再害怕癌症

人們對癌症的懼怕就像孩子們害怕黑暗一樣。
黑暗並不可怕，
但對黑暗的未知和因此引起的想像令人擔憂。
當因無知引起的黑暗消除後，
你將永遠都不會懼怕癌症了。

————雷蒙德・法蘭西斯

為什麼我會得癌症？

每個人都會生病，疾病面前人人平等。除了環境污染、食品安全、生活壓力、缺乏運動等常見因素之外，這裡還列舉了一些可能造成癌症的觀點，希望為追問罹癌原因的糾結之心，開啟一扇通往新世界的門。

現代醫學認為環境、飲食、運動、心情等都會影響身心健康，導致癌症的生成。我自己也一直在探討和思考癌症的起因。

環境

加拿大很美，是個溫柔動人的國家，擁有好山好水，但對我來說是得重新適應全新的環境和生活，語言不通，沒有朋友，內心總是感到寂寞，這是一種腳下沒根、身後沒山、凡事都要自己扛、孤軍奮力向上攀爬的寂寞。

飲食

拿一位做餐飲的朋友話來說：「加拿大的食品要求嚴格到令人髮指的地步。」加拿大的食品安全世界有名，以牛奶為例，截至目前還屬於計畫經濟的範圍，不出口，只滿足國內人民需求。無激素、無藥物、無任何添加劑。

再說，平時我很少吃肉，油炸食品都不是我的最愛，蔬菜水果才是我的愛。

運動

我一直持續練氣功和瑜伽，但是說實話，這些運動基本都沒有流什麼汗。

心情

之前提過，在罹癌的第一時間，我就知道自己生病的起因：生活壓力大，無處釋放和訴說。

從物理角度看，當外界壓力過大時，物體內部會因加壓變大而膨脹。腫瘤就是這種膨脹的結果。回過頭去看癌症的根源，應該說是各種因緣具足之後，最後一根心理稻草壓倒了我。

除此以外，還有什麼因素會導致癌症的發生呢？肯恩．威爾伯（Ken Wilber）在素食主義太太罹癌後所著的《恩寵與勇氣：生與死的靈性與療癒》（*Grace and Grit: Spirituality and Healing in the Life and Death of Treya Killam Wilber*）一書中提到以下觀點：癌症帶來的心病，包含各種文化和次文化的解讀。

・**新時代觀點**：疾病是一門功課。你自己會製造這種疾病，是因為你需要學習重要的功課，以達到精神上的成長和演化。疾病是唯心所造，因此疾病也可以單靠心來治療。

・**醫學觀點**：疾病是由生物的物理上的因素造成物理上的失序，大部分疾病不需要心理和精神上的治療，因為這樣的另類療法通常無效，而且可能延誤你接受正當的醫療。

・**心理學觀點**：以流行心理學的觀點來看，壓抑的情緒會形成疾病，最極端的例子是「疾病就是想死的願望」。

・**整體治療觀點**：疾病是肉體、情緒、心智和靈性的產物，每一個環節都息息相關、不可忽視，因此治療必須涉及所有層面。

・**佛家觀點**：疾病是這個世界不可避免的現象之一，詢問為什麼會得病，就像問為什麼會有空氣一樣。生老病死是這個世界的標記，這一切的現象都顯示了無常、苦與無我，只有解脫和涅槃才能徹底轉化疾病。

・**科學觀點**：不論什麼疾病，都有它的原因，有些是註定的，其他的都只是意外。不論怎樣，疾病是沒有任何意義的，生病只是機率和必然的現象。

這裡再補充幾個觀點：

・**中醫心理學觀點**：從整體健康角度看，疾病不僅僅是身體某個器官或某種功能出現了問題，可能是一種不健康的生活方式、一個固化的、不可改變的信念或觀點、一個不和諧的家庭關係、一件未完成的事件造成的。因此，當我們不能承擔的精神痛苦時，就會轉而由身體去承擔，所以疾病只是一種訴說。當疾病消失，便完成了其使命。

癌症的定義就是不規則細胞無限制增長，頑強且無限延展，有生命力，頑強的特質就猶如我們自己，是我們執著的本性，甚至是我們摯愛的朋友。

癌症並不是想要奪走我們的生命，它可能愛我們甚深、想和我們合為一體，讓我們成為它，或者它成為我們。

・**中醫觀點**：癌症是因為人體內陽氣弱，不能夠運行和排解毒素而造成的。從中醫「道」的層面來看，就嚴格意義上來說，人體原本無病，只有排病反應。

當人體有了過多的毒素的時候，就好比人體有很多垃圾，勢必要找一個垃圾桶，而癌症就是這個垃圾桶，所以我們不能說垃圾桶是病。當身體裡面有了過多的毒素，而人體的陽氣太弱，運行能力變差，這些毒素無法代謝化解的時候，就會產生癌症。

・**C型性格[3]特點**：不喜歡把破壞和敵意性格表達出來，是非常和善的、溫順的、害怕堅持自己權益的人。格里爾認為，以「壓抑憤怒，好人溫順」為特徵的C型性格是導致癌症的危險因素。心理免疫學研究證實，心理、性格和情緒因素在致癌中的作用，是透過抑制免疫系統功能顯現的，繼而使癌細胞變異生長。

・**人類的功課**：人類發展到今天，癌症已經是一種在全球蔓延與發展的疾病。如果說大多數人認為癌症的產生與身心健康有關，那麼過去的人難道身心就都沒問題嗎？癌症是宇宙讓人類在這一階段需要攻克的功課。之前可能是瘧疾、肺炎、腦炎等疾病，而現在癌症就是人類需要治癒的疾病，最終，人類治癒癌症就如同治癒肺炎一樣簡單而有效。

在我生病之後，很多人也在分析我罹癌的原因，其中褒貶不一。既然可能有這麼多原因，我只想說：請善待你身邊的病患。你的每一句問候、每一次幫助都是給予他們生命中最溫暖的陽光雨露；而那些喜歡不負責任亂說話、無法感同身受、沒同理心的人，就請你們走開，因為誰也沒有資格在別人生命的天空上指指點點。

3 英國精神病學家史蒂芬·格里爾提出了易患癌症性格的概念，稱為C型性格，C是 cancer 的縮寫。

我選擇標準化治療的理由

**只有自己能為自己的生命負責。
在聽取中、加兩國醫師的專業建議後，
我帶著勇氣和力量，與身體對話，
問問自己的身體是否要繼續完成放化療。**

我在中國動完手術，再到加拿大進行後續治療是屬於比較特殊的情況，中國醫師認為手術後一個月內就要接受放化療，加拿大醫師認為兩個月是最後期限。為了不延誤後續治療，在朋友和家庭醫師的積極安排下，我在抵達加拿大的第二天便去了癌症中心。

在那裡，每一個病患都有專門的護理師負責照料。我被安排在一個設備齊全、乾淨整潔的房間裡。

房間內的牆上貼著一句話：「Fears and anxieties are common when you are

living with cancer. You are not alone. Let’s talk.」（當你身患癌症，恐懼和焦慮是很正常的。你不孤單，我們聊聊吧）。看著這簡短的文字，一股暖流湧上心頭。

沒多久，一名身材瘦小、和藹可親的加拿大醫師走進來，手裡拿著我的手術報告與翻譯文件，為我耐心解答所有問題。她與其他醫師分析完我的報告之後，告訴我要進行六次化療和二十五次放療，再加上後續藥物治療。我的第一反應就是抗拒，然後問醫師：「加拿大對乳癌的治療非常完善和先進，聽說免疫療法也已經進入臨床階段，我是否能使用免疫療法呢？再說我都已經動了手術，是否可以不用再治療了？」醫師斬釘截鐵地回答：「不行！免疫療法是針對那些癌症末期，沒有辦法治療的病患才使用的治療方法，而且現在仍屬於試驗階段，乳癌的五年存活率在八〇％以上，對於你這種有治療方法，算早期且治癒率很高的情況來說，不要放棄治療和希望，我們就優先選擇標準化治療。」

然後醫師在紙上寫下了這樣一串資料：手術後不做任何治療，四〇％會擴散；化療會減少十二％的風險，如果配合後期藥物治療，癌症復發和擴散機率會降低三二%。

稍有常識的人都知道，免疫療法、自然療法大多數是沒有辦法的一種選擇，成功的案例確實屈指可數，生存的機率也許只有百分之幾。

這時醫師又給出了一系列加拿大政府可以提供的後續支援，包括如果我需要，每次見醫師時都會備一名翻譯；營養師可回答營養飲食問題；心理師的個體化治療可同時並行，提供心理支援；社區護理師到府為我打針；社區工作人員到府做飯、照顧我的起居；癌症中心安排志工接送我去醫院治療等，所有放化療治療及這些服務全部免費。

所有人都建議我做最後的標準化治療。我不是醫師，更沒有那些得了癌症又靠自己的毅力、勇氣和決心治療癌症的英雄們那麼勇敢，我深知是否選擇標準化治療對每一個人來說都是艱難的。所有人都知道放化療對身體一定會造成或多或少的傷害，特別是我作為中醫心理學的傳播者，那麼了解疾病背後的緣由，所以是否接受後續治療的決定對我來說比一般人更顯艱難，我承認我是脆弱的，痛苦和糾結纏繞著我。

在我要做出最後決定前，我的一位心理治療師朋友說出了非常有分量的一段話：「沒有人可以為你的身體埋單。誰都不可以不負責任地說話，誰都不可以這麼做。只有你能為自己的生命負責，請站在尊重生命的高度和自己對話，活下來再重建，一切才有意義。」

帶著勇氣和力量，我決定做一次自我心理對話，問問我的身體是否要繼續完成放化療治療。因此，我用了兩種方法與自己對話：

・**NLP選擇法**：將兩個選擇寫在兩張紙上，放在兩個平行的位置上，然後站在一個地方，做幾次深呼吸，讓自己平靜下來，手放在胸口和潛意識溝通，請它指引，然後憑直覺移動紙張，讓它引導我來選擇我內心的答案。

・**聆聽身體**：站好後，做幾個深呼吸，放鬆下來，然後叫自己的名字，「我是×××」，看看身體給出的答案，然後再叫別人的名字，看看身體什麼反應。

當我知道身體對「是」和「否」的反應之後，把現在想做的選擇說出來，請身體指引我方向，身體會告訴我它到底願不願意。

做完這兩個實驗之後，我的內心和身體同時告訴我：我選擇接受標準化治療，先活下來，再重建。

學習外國人接受化療的態度

治療的關鍵在於心態。沉浸在外國病友們的積極心態，以及醫師和護理師貼心關懷的氣氛中，我整個人也都放鬆下來。

第一次化療時，站在前台等登記的兩位病友分別是：一位是穿著吊帶裝，畫著濃妝，大概四五十歲的時尚女人；另一位是身著套裝和高跟鞋的駝背老奶奶。如果沒有白色手環，還真的看不出她們是病患。還有那位連走路都需要拐杖，但依然穿著露背的翠綠色連衣裙的奶奶，那背影分明寫著「優雅」二字。

高挑明亮的大廳，禮堂裡的鋼琴演奏，掛有漂亮衣服的櫥窗，餐點香氣撲鼻的餐廳，無論如何都看不出這裡是醫院。

一位已經復發兩次的八十多歲的德國籍老奶奶，她每次說話都從頭笑到尾，最後一次化療時還專門買了一盆花給我；漂亮的二十歲的加拿大小姐永遠像個無憂無慮的少女，用甜甜的、迷人的微笑跟朋友聊天。每次去化療，無論是八十多歲的老人，還是二十出頭的年輕女孩，從來沒有看到過一位面露難色、情緒低落的病患。化療期間，無論醫護人員與病患，還是病患之間，大家都有說有笑，歡聲笑語在這裡不足為奇。我瞬間就被他們的精心裝扮，還有他們的積極心態感染。

中午，醫護人員推著簡易餐車過來，微笑著問我們是否需要吃點什麼，當然，餐車的食物都是免費的，大多數人只是要一小盒餅乾，或者一小碗湯。最初，老媽怕我餓著，給我帶有機小番茄、麵包，看到這裡有免費的午餐，這些零食也就不必再準備，我便一身輕鬆來治療了。

在每一個病患最後一次治療結束時，都會搖響銅鈴，以示慶祝，告別這永遠不想再見的疾病。同時，治療中心都會響起雷鳴般的掌聲，那是全體醫護人員及所有病友送上的祝福，不管是否認識，都會有人排隊給予擁抱。那一瞬間，很多人都會有喜極而泣。

治療的關鍵在於心態。在如此輕鬆的氣氛中，溫馨祥和的環境裡，我也入境隨俗了。之前收緊的心一下子便鬆下來，整個人也都放鬆下來。

放療醫師的觀點

醫師分析資料，讓病患能夠清楚地知道治療的效果，並把選擇權交給病患自己。讓病患做自己的主人，為自己的選擇負責是治療期間最開心的事情。

我的放療醫師是位中國人，曾經在北京某三甲醫院做過醫師。看見他總覺得親切，有點兒眼淚汪汪的感覺，終於能夠在治療上和醫師順暢交流了。

醫師看了中文的手術報告，給了我三種方式讓我自己做選擇。醫師建議我做三十次放療，包括乳房、腋下和鎖骨，做完放療五年以上的復發率是五%；第二個選擇如果想少做，可以選擇做二十一次，單次劑量會比三十次的多，但是不會對人身體產生更大傷害，結果一樣，由於鎖骨部位神經較多，所以二十一次治療方案裡不做鎖骨。做放療的副作用除了皮膚短期內會有變化，以及稍有疲勞感之外，會有一％的機率罹癌；第三個選擇是不做，復發率為二〇％。醫師讓我回去考慮，可以下周回他電話，並且告訴我，每次都會有兩名醫師專門進行精密測量，確保準確無誤後，才開始治療，治療中準確照射，不會造成其他地方的傷害。

我是個很怕選擇的人，但是真的給了我選擇的機會，我又覺得特別開心。不像做化療的時候，溝通沒有如此順暢，醫師堅持我要做完六次，當然我知道醫師都是負責任的。

持續做完化療和放療，就算整套治療方案完成了。當我去參觀放療中心之後，我突然想應該把放療做完，才能寫出完整的治療心得給大家借鑒，也許這就是我的責任。所以我決定放療，只是在數量上，選擇做二十一次的方案。

營養師的建議

加拿大營養師的建議是不用忌口，但要適量。
而我更願意選擇聽身體的：
想吃這種東西就吃，不想吃就不吃。
身體會知道需求。

見到營養師的時候，是在某次化療中，她來到我身旁，手裡拿著一份詳細的營養說明給我。我首先發問：「對於乳癌來說，有什麼不能吃的東西？」營養師的回答非常乾脆：「沒有。」

不過，之前聽過各種禁忌說法，我實在不知道該吃什麼、不該吃什麼。於是我把事先準備的問題逐一請教營養師。

問：牛奶可以喝嗎？

答：可以。因為加拿大政府對乳製品有非常嚴格的要求，品質全球領先，而且不含荷爾蒙和任何添加劑。

問：肉可以吃嗎？

答：可以。每天可以吃手掌大小分量的紅肉（牛、羊、豬肉），隔天食用。雞肉和魚肉則可以隨時食用。

問：我的激素指數高，是不是不能吃雞肉呢？因為雞肉有激素。

答：加拿大雞肉沒有荷爾蒙問題。

營養師順道補充說明了兩點，少吃油炸物和甜品，多吃水果蔬菜就好了。每天喝酒不要超過一杯。

這樣的解釋讓我放心很多，但還是得注意「病從口入」。只是現在的資訊太多，人們往往不知所措。

就像露易絲．賀所說：「很多營養學方面的書籍都是由自己生過病的人寫的，它們各自總結出自己的康復方法，然後寫成書。但是每個人的身體是不一樣的，不可一概而論。」所以她的建議是：如果想吃這種東西就吃，不想吃就不吃。一切都聽身體的。

藥劑師的建議

病患不是醫師，無法判斷誰對誰錯，更不知道醫師用藥的準確度。但面對負責任的藥劑師告知用藥資訊，只有全然信任他。信任讓我的治療變得簡單起來，心也變得更加踏實。

我的藥劑師是一位香港人，在加拿大長大，他不太會說普通話，我們的交流基本用英語，如果是特別難懂的單字，他會寫繁體字給我解釋。特別搞笑的是，他叮囑我不要喝豆漿，但是他不知道普通話怎麼說，就給我寫了「豆水」二字，嘴裡念叨著豆腐水。我猜，他不會寫豆腐的「腐」字和豆漿的「漿」字。八年前，他曾罹患肝癌，但現在狀態非常好，持續工作，耐心負責。他還鼓勵我，安慰我，讓我產生了力量。

第一次化療時，他就詳細地說明所有藥物的資訊，並耐心跟我解釋如何服用。特別叮囑我不要吃葡萄柚，因為這類水果會和化療藥物產生反應。

由於我從中國帶來了調理身體用的中藥及保健品，藥劑師又特意影印了我的中藥方回去認真研究，看看是否可以在化療期間同時食用。過了幾天他打電話給我，然後逐一跟我說這些是否可以食用。比如提高白血球的成藥中有鹿茸，調理中藥裡含有黃耆，他不建議服用含有這些成分的中藥，特別是鹿茸裡含有雌激素，對雌激素較高的我來說不建議服用。

正值夏天，我家後院長滿了蒲公英，因為蒲公英會破壞草坪，所以外國人都用農藥把蒲公英剷除掉。但是蒲公英就是一味消炎的草藥，老爸最喜歡留著它們，每天拔幾株生吃，天然美味。藥劑師得知後，建議我化療期間不要吃蒲公英，因為蒲公英消炎的功效會降低白血球的數量。

對於專業中醫師來說，聽了藥劑師的話可能會有些質疑，中醫所用的藥材不能孤立去看各味藥的藥性，講究的是總體之間的平衡，我也不能肯定藥劑師說的一定是對的，但是面對如此負責任的藥劑師，我無話可說，只有一個「信」字當頭。因為這份信任，讓治療變得簡單了，我的心也踏實下來，聽話安心而愉快。

醫師與病患間的信任就是這樣建立起來的。

化療之後的第一餐

朋友說：「你不是病患，只是個需藉由癌細胞去自我尋找和療癒的人。」
你們說的道理都對，可是我聽不進去，
此時此刻只能感覺到陪伴的溫暖。
「陪伴是最長情的告白」不是一句話，而是用時間積累出的愛。

在幾個小時化療注射之後，也許是藥物的緣故，我精神抖擻地回到家裡，可是一回到家後，人就完全不行了。連看見水都會想吐，渾身難受，兩條腿就像被打到麻痺一樣發麻到不能動。

爸媽都來到床邊照顧我，老爸給我按摩腿，兒子也跑來給我按摩，還給我選了輕音樂讓我放鬆。兒子說：「媽，你剛打了化學藥劑，現在它們正在你的身體裡開始起化學反應，就像我們做實驗一樣，厲害的實驗還會有沸騰、冒泡的反應呢。所以這個過程一定相當難受。但是反應結束後，就會慢慢消失了。所以不要害怕呦。」

凌晨三點多我就開始饑餓難忍了，我把桌上的餅乾泡水吃了還餓，怎麼辦，為了保持體力，只好躺著不動。直到早上老媽起床了，我第一句話就是：「媽，我餓到不行了。」老媽高興極了，趕快煮了湯麵，我呼嚕呼嚕全都吃光了。

照鏡子時，我發現自己變了，昔日的大餅臉沒有了，眼睛變得又黑又大，但面露凶相。到了中午，兒子跟我說想吃炸醬麵、魚香肉絲、麻辣燙，這些還真是吸引我，說著說著這口水就流下來了。

之後老爸擀麵，老媽做了兩種醬。可是當我坐上餐桌，就開始噁心作嘔。看我的模樣太難受了，兒子突發奇想，找出了飛機上用的眼罩給我戴上，他說：「媽，你不要看這些東西，你要去感受食物，你要相信我們給你準備的飯，閉著眼睛慢慢吃。」然後他又給我打開了輕音樂，我戴著眼罩，閉著眼睛，吃著黃瓜，手拿一瓣蒜，吃著手擀炸醬麵，眼淚卻悄悄流了下來。

那天正好是母親節，我說：「謝謝老媽，謝謝老爸，謝謝兒子。」兒子說：

「媽，母親節快樂。謝謝媽媽，但是吃飯不要哭，高高興興享受美食吧。」

就這樣，治療後第一餐我吃得很飽，三碗麵條下肚。因為我的食欲比預想中的大，老爸最後只吃了一小碗，根本沒吃飽，但是全家人都很開心。

在飽受治療藥物帶來折磨的泥沼裡，此時此刻的我只能感覺到陪伴的溫暖。就像一個自閉症的孩子，也許你只跟他重複同樣的「傻」動作，他才會注意到外界的聲音。「陪伴是最長情的告白」不是一句話，而是用時間積累出的愛。深愛我的家人用他們的行動將這份愛慢慢地融化在我的血液裡，來抵消藥物帶來的副作用。

坐上加拿大的急救車

按照加拿大的慣例，急救車、警車和消防車一般會同時出勤，以防各種不測。在超市裡暈倒的我也體會了一次這重量級的護送待遇，我的人生算是完整了。

化療後的第六天，朋友開車帶我和爸媽去Costco（好市多）買東西。那天我特別小心，沒有跟著去逛超市，只是安靜坐著旁邊等他們買完東西回家。

大概是等的時間有點長，雖然早上吃過豐盛的早飯，但是兩個小時沒有進食的我突然餓得發慌，就在一瞬間，我渾身癱軟，手腳發麻，整個過程大概幾秒鐘，我不知道發生了什麼事，只記得被超市工作人員用輪椅推進辦公室，很多人圍著我，看著我。我呼吸急促，想吃東西，我聽到有人說要給我果汁，還有人問我是不是低血糖，但我完全睜不開眼睛。

因為在場只有我會英語，所以我閉著眼睛回答他們的每一個問題。等我睜開眼睛，一位女士握著我的手，熱切而真誠地看著我。我告訴她，我是個特殊的人，她開始微笑，後來當我告訴她我剛做完化療時，她明白了。我要老媽給我麵包吃，卻被工作人員以迅雷不及掩耳的速度，把麵包從我嘴裡搶了過去，我想他們大概擔心我會不清醒而導致食物阻塞，引起窒息。

大約十分鐘後，迷迷糊糊的我看見一位身材魁梧，大概有身高一百九十多公分、背著大醫藥包的帥哥走進來，要了我的健康卡，我出示了癌症治療卡（化療期間，每個病患都會隨身帶一張「發燒卡」，任何時間去醫院急診出示這張卡，醫師就會特殊安排接診），然後我就被抬上擔架，在幾名身材同樣魁梧的急救人員的護送下，還有在超市裡所有工作人員和顧客的萬眾矚目下，我被推出了超市，坐上了救護車。

與此同時，我看到消防車、警車都已經在旁邊停好，按照加拿大的慣例，急救車、警車和消防車都會同時出勤，以防各種不測，而我也體會了這次重量級的護送待遇。

救護車上只有一名女醫師，她給我的朋友寫了醫院的地址，示意她們跟著救護車去醫院。當躺在狹長的救護車裡時，我很想哭，很想抓住任何救命稻草，我問醫師：「我能摸著你的手嗎？」她溫柔地說：「當然可以，我的寶貝。」「So sweet。」我輕聲回答。每當她要轉身去拿東西，都會先跟我說她要做什麼，需要暫時把我的手鬆開等等，並告訴我血壓、心跳、血糖全部正常。這位陌生的醫護人員就這樣一直守護著我，讓我平靜放鬆下來。

到了醫院之後，輾轉去了很多地方，最終才被送到癌症中心。護理師問我為什麼來，我說：「我肚子很餓，想喝水和吃飯。」看到我可憐的樣子，護理師皺著眉頭，問：「為什麼沒有家人陪同，把你餓成這樣？」我說：「救護車上的醫師擔心我有別的問題，不敢給我東西吃。我的家人在來醫院的路上。」聽完我的情況，護理師轉身離開，不一會兒給我送來一大盒三明治和一杯飲料，這次我以迅雷不及掩耳的速度把東西一掃而光。

在我做完抽血檢查之後，一位和藹可親的老爺爺醫師進來，他一直微笑著聽我講事情的經過，然後告訴我一切結果都好，可以直接回家了。就在我高興地走出診間的一瞬間，我看到醫院裡擺放的廣告人物看板，就是剛才給我看病的老爺爺醫師。他好帥，而且好親切。

在加拿大我也坐過一次急救車。我這人生真的完整了。

愛上現在的自己，剛剛好

當化療剝奪了原本屬於我們的東西時，我們會發現，原來一切都剛剛好。趁現在，趁還活著，趁屬於自己的東西都在。就愛現在的自己，一切都是剛剛好。

在第二次化療後的某個清晨洗臉時，我發現很多撮頭髮就好像都掛在頭上一樣，用手一抓，一把把掉下來，而且愈掉愈多。正在傷感之時，老媽進來安慰我：「我炒芝麻給你吃，對頭髮有好處。」而我心想，這次炒多少芝麻都沒用了，頭髮該掉也得掉。

電視裡播放樸樹的歌《那些花兒》：「那片笑聲讓我想起我的那些花兒，在我生命每個角落靜靜為我開著，我曾以為我會永遠守在她身旁，今天我們已經離去，在人海茫茫，她們都老了吧？她們在哪裡呀？幸運的是我曾陪她們開放。」

突然我淚流滿面。是啊，我生命中的那朵小花兒，我一直以為她就在那裡悄悄綻放，在我生命的每個角落靜靜為我開放，我曾以為我會永遠守在她身旁，但是那朵那麼美麗的小花兒突然不見了，那美麗、充滿活力的花朵突然凋零了。是因為我這麼多年沒有用心呵護，沒有太多關照她，所以她病了。

秀髮。小時候我是用頭髮當書籤用的，偶爾掉下一根來，媽媽說像豬鬃。我對自己頭髮的評價是粗且多。我經常笑同事每次梳頭時，要讓老公數她掉下來多少根頭髮，並得小心翼翼收藏那些掉下來的頭髮。每次我都想，要不然我借她一些頭髮吧。上大學時，好友經常去髮廊燙直，因為她每次洗完頭，頭髮都是翹翹的，而我每次洗完頭，從來不用吹風機，又黑又直，我自信地認為，我做洗髮精的代言人都不為過。

化療一開始，我輕輕用手撥了一下頭髮，一把秀髮就輕易地抓在手裡了，滿床滿身都是頭髮，毛囊被破壞，引以為傲的秀髮就此停止生長了。過去從不在意的東西就這麼輕易地沒了。最後我乾脆把頭髮剃光，露出圓圓的腦袋，我突然發現自己其實很漂亮，我好喜歡自己現在的樣子。每當看到鏡子裡的自己，我就愈來愈愛自己。

濃眉。小時候我姐要專門託人去新疆買眉筆，而我的眉毛濃密且長，愛美之後，還定期要求我姐給我拔眉毛。我們經常開玩笑說，要不就我拔點眉毛給你，彼此都省錢不費心了。

化療第一期後，閒暇時間我曾買修眉工具，研究修眉畫眼妝。但是沒多久，眉毛、睫毛就和所有毛髮一樣，一去不復返了。突然發現臉上最明顯的就是烏黑的大眼睛了，曾經的濃眉居然只能靠眉筆來幫忙填充了。

體型。雖然身材是屬於豐腴型，我從來不減肥，大餅臉可撐門面了。大粗腿、大屁股曾經被人嘲笑，說我一屁股能坐半個床。但化療之後，屁股肉愈來愈少了，十四歲女孩的褲子我輕易就穿上了，多虧過去底子好，要是換個瘦子，這回直接就被風吹走了。

乳房。中學開始發育時，我就問我媽：「這麼大的乳房能不能把它拿掉，太難看了。」如今，成年後一直引以為榮的乳房在這次手術中的確保住了，但邊緣留下了一道長長的疤痕，我知道在古老的民族，會將疤痕視作美，代表無懼。

的確，化療剝奪了本來屬於我的美麗，本來屬於我作為女人的一些資本。但是當這種改變真實存在之後，我才突然明白，原來一切都是剛剛好，別減肥，別嫌棄自己的擁有的東西，熱愛自己吧，趁現在，趁還活著，趁屬於自己的東西都在，一切剛剛好。

看著後院多年生的玫瑰花和繡球花，我知道那朵紅玫瑰和粉色繡球花一到春天就又開始充滿朝氣了。我要更加愛惜自己，精心愛護那朵小花兒，讓生命重新綻放。

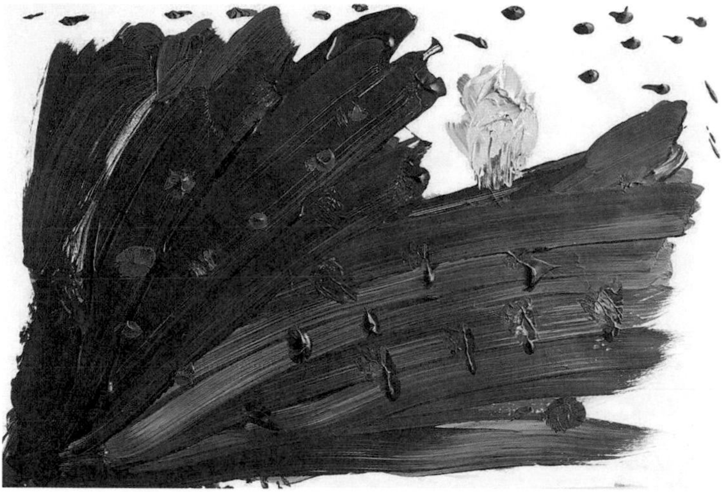

費時三分鐘，在廢紙上用剩餘顏料隨意塗抹，驚豔到自己，

原來我們每個人都是藝術家。

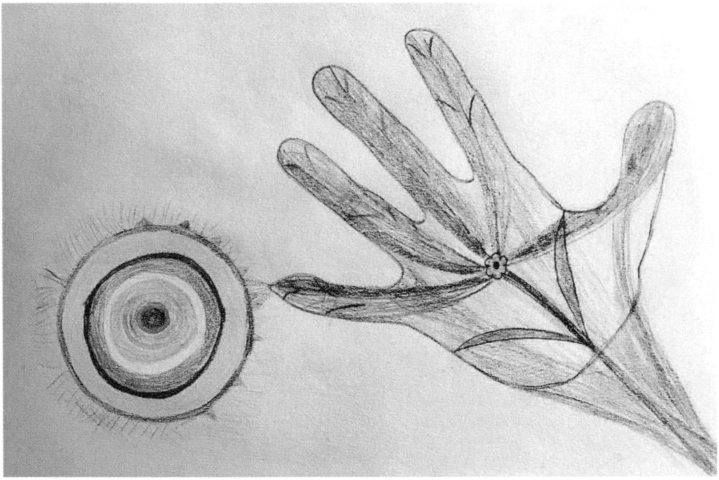

因化療藥物引起的手部腫脹讓我感到煩躁，

畫完這幅畫後覺得血液暢通，

我看到太陽和宇宙補給我能量，也看到我需要溫暖和力量。

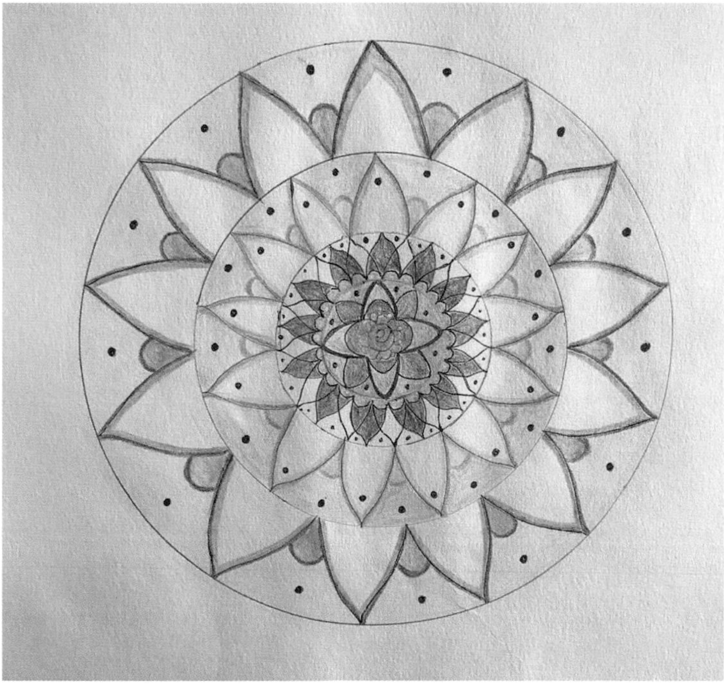

繪畫中的陰影突顯了作品的層次感。

畫畫時我意識到，陰影本身其實也是生活的一部分，

是我們不能忽略的部分，

正是陰影的存在才襯托出陽光下的美好。

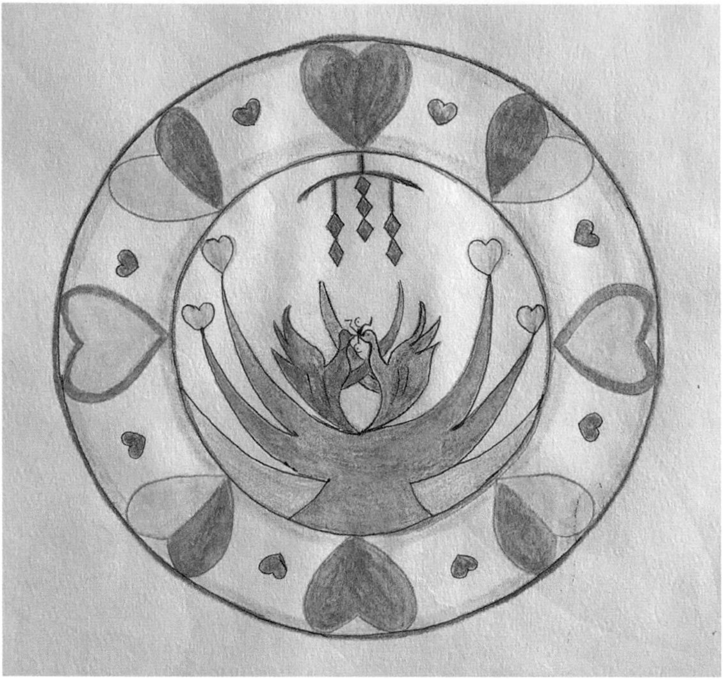

這就是愛，愛就是你中有我。

我中有你，我就是愛本身。

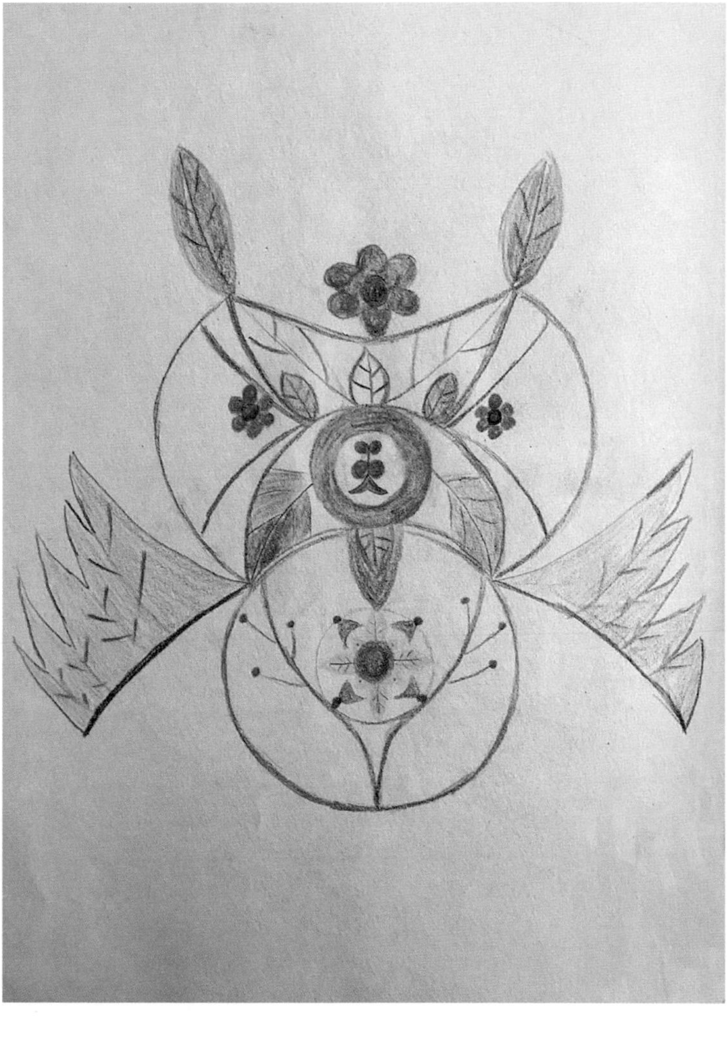

原本是想畫曼陀羅，潛意識卻帶我畫了隻貓頭鷹。

而貓頭鷹代表了，即使在黑夜也能看到光明。

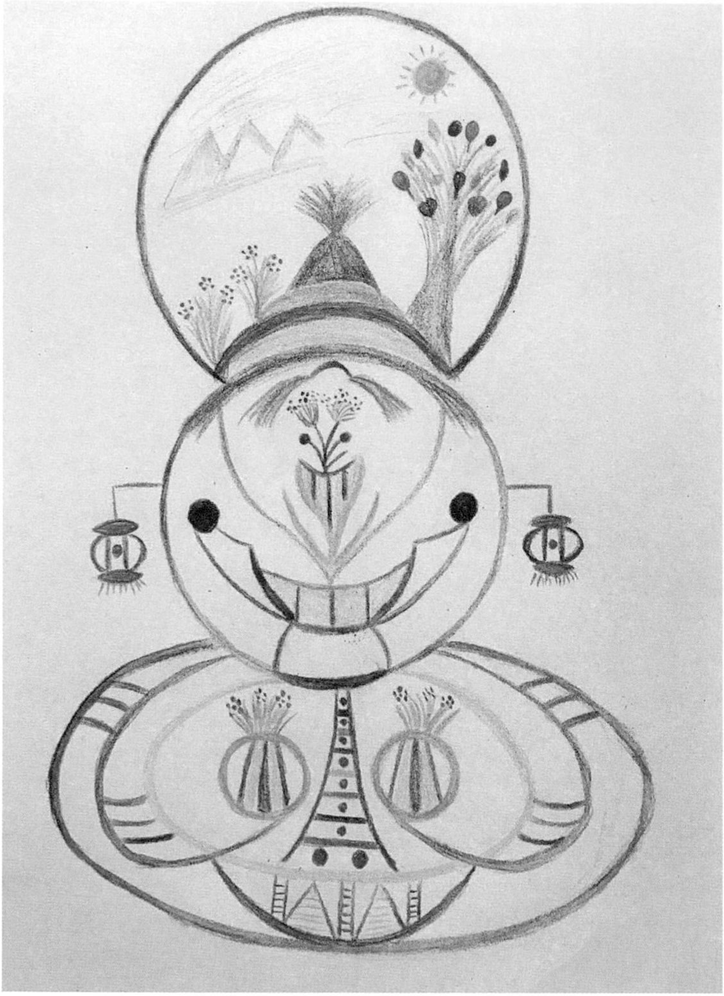

微笑的初衷是給自己的，

即使對方沒有回應，我們仍然可以自己回應自己。

畫中上揚的嘴角讓我感受到一種歡喜心。

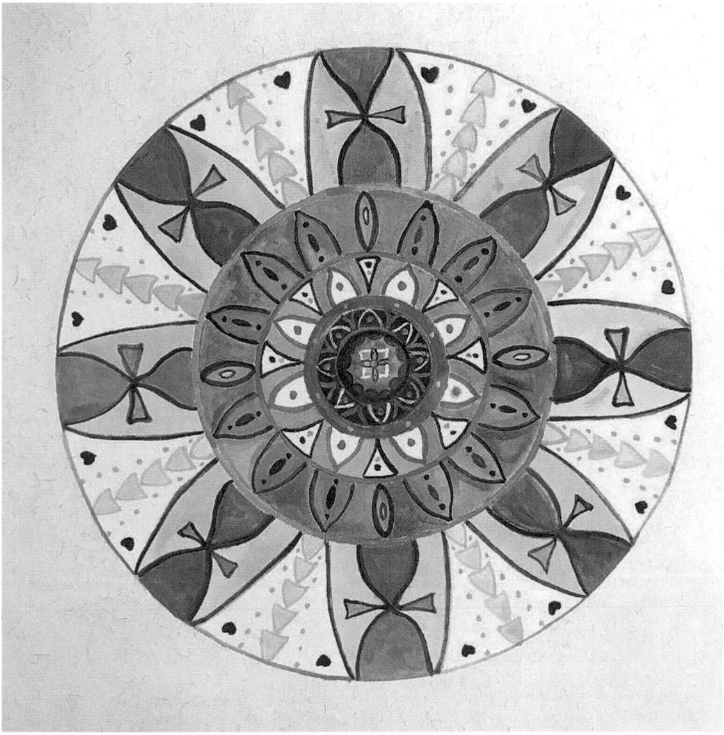

細毛筆的柔軟輕輕撫摸著我的心，

我們每個人都值得被溫柔對待。

感恩自己，感恩一切。

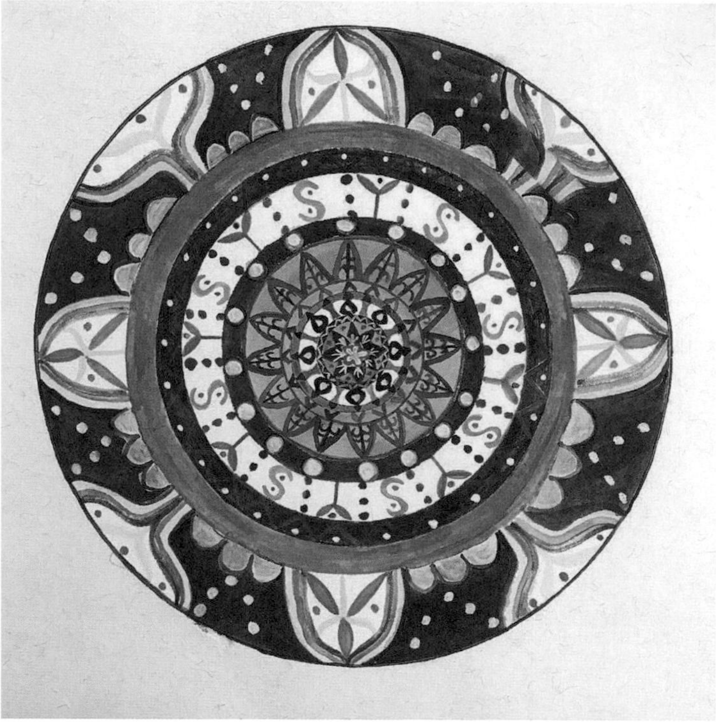

人生就像剝洋蔥，總會一層層舒展開來。

曼陀羅的層次愈多，愈能挖掘內心深層的東西。

繪畫是練就耐心，自我修鍊的過程。

塗色就是塗抹心情的過程。

最終，我們的心抵達「舒適」二字。

第二部

康復

第四章

放下

——重遇未知的自己

在生活中，我們會遇到重重困難，
這些困難和問題其實都是幫助我們了解自己的負面信念，
並且希望我們能夠在克服困難的過程中，
讓我們被埋藏的力量失而復得。

————張德芬

找回自己，最該愛和寬恕的是我們自己

不要再做忍辱負重、離自己本心愈走愈遠的「好人」了，這個世界其實最該寬恕的，最該愛的是我們自己。人生不過百年，是時候認回自己、寬恕自己、愛自己了。人生不該苦短，而是喜樂。

大學同學小白在我手術後對我說：「你上大學時身體可好了，還經常代表班上參加中長跑比賽，還給我每天暖手呢。」「真的嗎？我怎麼都不記得了？那我是什麼時候身體變差了呢？」她告訴我，自從我去了外商公司之後就不要健康了，一直秉持著以瘦為美，嗓門開始變小，做事開始注重表面工夫，而逐漸失去了率性的本我。在工作和生活中，我一直不太願意，或者不太敢表達自己的真實想法和意願，其背後原因是害怕別人不高興，或者怕別人說我不好。據說公司有位主管聽說我跟大家關係都不錯，還曾經懷疑我是不是沒做事，他的座右銘是：

「有做事才會有人在背後說壞話。」殊不知，在我努力做事，還要協調各部門關係的背後有一顆忍辱負重、討好所有人的心。因此，委屈求全就成了我的代名詞。

心理專家說：「所謂好人就是時時刻刻以他人為中心，心裡老想著別人的利益，總擔心別人不高興，寧願委屈自己也不願為難別人的人，算是『己所不欲，勿施於人』。」但這種人經常會打掉牙往肚裡吞，克制自己的情感，壓抑自己內心翻滾的負面情緒，當自己與他人發生衝突時，往往內心比較糾結，容易鬱悶、不爽、情緒低落，這種負面情緒的累積會慢慢導致生病。《黃帝內經》中記載許多情緒與疾病的關係。而我就是如此離本來的自我、離自己本心愈走愈遠的「好人」。

我相信過去幾十年，為了適應外在世界，現實中的我和內心深處的本我走在不同的道路上，甚至愈走愈遠，於是迷失自己了，身體才產生了抗議，用癌症來提醒我，該找回真實的自己了。其實癌症縮短了我們成為自己的時間，如果不是這場疾病，我們在偏離自己內心的道路上，讓自己不快樂、不想健康的道路上不知道還要走多久。在靜謐的城市裡，我開始真正思考什麼是我最想做的事情，並且要抓緊時間去做。

「在有限的生命裡做自己喜歡的事情。要讓內心豐富起來，不要老是看別人的臉色，做事的目的就是為自己。」是的，我要開始學習並運用心口合一，忠於內心的生活，增加生命的寬度。

我一直覺得自己要做一個分享愛和健康的使者。既然要分享愛和健康，首先自己就應該是個充滿愛和健康的人。得到癌症，讓我看到之前的我，並不是一個充滿愛和健康的人，我要利用這次生病讓自己真正了解什麼才是愛自己，愛別人，怎麼做才能更加健康，只有自己有足夠的能力，分享出去的才是正能量。也許這就是透過生病才能修煉出來的道理。

治療師是用他們的經歷來幫助別人，就像營養師一樣，但誰也不能代替自己，這個過程中的體會、發現和改變更多是靠自己。任何方法都只是給你打開一扇窗，為你指引一個方向、一條路，你所經歷的軌跡是在不斷改變的過程中努力學習，努力讓自己變得更舒服更美好。這是個過程，包括癌症的出現，都是我艱難的改變路上的一段經歷，這段經歷讓我學會更加愛自己，學會自己幫助自己。

牛頓第三定律告訴了我們作用力與反作用力之間的關係。如果物質世界可以影響人的意識，比如看見美景，人就產生歡喜心，那麼同理，人的意識也會反作用於物質世界。我堅信，如果我每天想好事，世界就會跟著變化了。看花不是花，一旦人的意識給花下了定義，花就是花了，看的世界就從什麼都不是變成了一朵花。

某日我做「寬恕」練習：想像面前站著那個「最不能寬恕的人、也是最該寬恕的人」。這時，我傷心地哭了，因為我突然發現最不能寬恕的就是自己。因為我不能接受自己的失敗，自己的不完美。所以要找回自己，就得從寬恕自己、愛自己做起。我始終堅信：「人生沒有白走的路，每一段都算數。」

回想過去，突然覺得過去四十多年我一直很努力，就像一個勇攀珠穆朗瑪峰的戰士，克服了人生重重困難，在即將抵達制高點的時候，突然遇到了雪崩，然後被埋在厚厚的積雪之下，只露出頭部殘喘。我又想到電影《功夫》裡身受重傷、身纏紗布的周星馳，當所有人都認為他已經死了的時候，他破繭而出，並且獲得了更大的能力和功夫，最終戰勝了敵人。

這就像我的人生寫照。只是當再次活過來之後，我要學會更輕鬆、愉快、巧妙、自由地生活。同樣是看山峰上的風景，我可以選擇乘坐熱氣球，可以開飛機，也可以騎老鷹，總之要學會互助生活，更愉快地生活，不要把人生過得很辛苦。

誠然，癌症的事實是對我之前付出努力的巨大打擊，我開始質疑過去的所有努力。後來我問自己，如果不選擇積極向上的生活，難道要等死嗎？最終我還是選擇了改變：我要積極面對癌症，積極堅持治療，積極活出幸福。我很喜歡珍妮佛．安妮斯頓的話：「我要做 tough cookie（堅強的人）。」

「苦難就是苦難，它變不成糖。生活搧來的巴掌，其實無法搧回去，唯一能做的，就是把它咽下去，成為讓自己強大的力量。」是的，我要做個堅強的女人，一個內心有力量的女人，一個用這份力量為自己的人生負責的女人。我堅信，所有的磨難都是人生最大的財富。所有的問題都只能用「創造新的自我」來解決。每個人都是藝術家，自己就是自己此生最重要的作品。

人生不該苦短，而應該是喜樂。

生病不要責怪自己，而應該要感謝自己

生病本身就是一種痛苦，即便如此，我們仍然沒有放棄自己，仍然努力與疾病抗爭，這是何等不容易？因此我們更應該感謝自己，感謝自己的努力。

驚聞我生病之後，很多人包括我自己一直在反省，自己為什麼會得了這種病。有朋友說，你的病是自己想出來的，有人說你就是心事多，總之原因都是自己。但突然有一天我發現錯了，當我冥想時，我常常會感到委屈，會流淚。我已經那麼努力了，為什麼還是我？

有人認為癌症是自私的產物。我認為說這些話的人一定很幸運，沒有經歷過癌症的痛苦。作為一個經歷者，我想為自己、為病友公道地說幾句話：「透過我的觀察和了解，大多數病患都是對別人太好，而忘記了自己，所以癌症病患的根

源就是缺乏對自己的愛，對自己太不好了，太為難自己了。」所以，我想特別感謝自己的不容易。

生病本來已經是非常痛苦的一件事，特別是重大疾病，對個人而言就是滅頂之災。我們需要忍受常人無法忍受的精神、身體、心理等各方面的挑戰和困難，但是我們仍然沒有放棄，仍然努力與疾病抗爭，與疾病和解，我們是何等不易。身心所承受的痛苦只有自己能夠體會，所以從病患本身來說，請不要再批判自己了，而是要更愛自己，善待自己，幫助自己身心重建。因此，我們必須好好感謝自己，感謝自己的勇敢，感謝自己的堅忍，感謝自己的努力。感謝我們還能活出希望。我們生病了，但是感謝至少我們還活著，比起那些災難突然降臨的人來說，比起那些現代醫學已經無能為力的病患來說，我們算是幸福的。我們還有機會活出自己，活得快樂和幸福。

因此，為什麼還要為生病的原因而苦呢？誰有資格評斷或指責我們的病痛呢？誰也不是當事人，沒有經歷就沒有發言權。

當然，如果有人喜歡說你，你又不愛聽，當然可以反擊他們，或可以離開他們，也可以把他們的話當成耳邊風，當成一種雜音忽略不聽。請那些對我們指指點點的人靠邊站。

此時此刻，我們只有更堅定地站在自己這邊，堅定地支持自己，才是對生活、對自己最好的愛。此時此刻，我們要做的就是更加好好地愛自己，感謝自己，感謝老天給了我們重生的機會。

幸運或不幸，只是觀看的角度不同罷了

不管有多少人評價我們現在的「不幸」，我們仍然可以「活成很多人不敢活的樣子」。換個角度來看，其實我們都是世界的幸運兒。

朋友曾經說我是個不幸的人——沒工作，有負債，還得了癌症。

沒工作。我自己選擇放棄了風光而穩定的工作，初入漂亮的辦公大樓，受到眾人吹捧無非是因為那個職位。當沒有了工作以後，我才有機會去選擇喜歡的工作，比如成為一名作家、成為一個愛和健康的分享者。

有房卻負債。聽起來的確如此，我是個「房奴」。但轉念一想，這就是加拿大的生活方式，如果我想賣了這房子，也算有錢。只是我更願意先享受生活。

癌症。我確實得了是癌症，誠然癌症是很可怕的疾病，但誰說得了癌症就是世界末日？我很幸運得的是治癒率最高的乳癌，在中國最好的醫院給最有權威的醫師動手術，在加拿大又得到了最好的醫療條件和治療。在這段期間，我得到家人在生活上的照顧及精神鼓勵，也得到加拿大的志工及復健中心的幫助，還有那麼多朋友的幫忙，我真的很幸運。而且比起可能會自殺的憂鬱症，比起交通事故中喪生的人，我不幸福嗎？我至少還有機會活出自我，活得更好不是嗎？因為得過癌症，我比一般人多了一份對生活感悟和體會，多了一份對生命的理解和熱愛。這又何嘗不是一種幸運呢？所以，我仍然覺得自己是幸福的。

當我看到了自己所擁有的東西時，幸福感倍增。我過去相信自己是個有能量的人，是個有責任的人，現在仍然要相信自己。就像一顆種子，即便我不知道未來它會長成什麼，但只要我不斷澆水給它營養，給它期望，如果它真的長出我想要的果實，那將是最美好的事情；如果長不出來，至少我也嘗試過了。

看到大家都在「炫耀」，心裡很癢，但是我突然明白一個道理：現在的我就做一件事——好好調養自己，等身體康復，變得健康強壯，才有機會再回到繁華的世界裡，伺機勃發。我腦中出現了電影《天下無賊》裡最後一幕場景，「奶茶」劉若英扮演的孕婦在得知老公死了之後，狼吞虎嚥大口吃東西，一串眼淚留下來，但她仍然堅持努力地吃，為了肚子裡的孩子，為了明天。這就是現在的我最需要做的：調養自己，好好休息，其他的都不想。

在休養治療階段，我仍然筆耕不輟，一邊治療一邊工作，我為自己驕傲。如同森林裡那一株株奇花異草，那一隻隻形態各異的小鳥一樣，我就是這個世界最獨特的一朵小花，帶著一點點清新，靜靜地、優雅地綻放。我就是我，獨一無二的花朵。我愛自己。

我相信不管有多少人評價我們現在的不幸，我們仍然可以活成「很多人不敢活的樣子，不同於許多人仍選擇將就的人生」。

癌症康復的關鍵

癌症康復的關鍵點往往在於降伏自己的心，
學著從愛自己入手，每天持續練習，持續鍛鍊。
這個過程也恰恰在鍛鍊我們的身體，
鍛鍊我們的意志，也能看到不同的自己。

怎麼解決垃圾來源的問題——怎麼讓人體不再持續製造癌細胞？這是徹底康復不再復發的關鍵。

露易絲．賀說：「整體的康復包括身體、想法和精神三方面。從想法著手的人會先做認知或心理治療；從精神途徑入手的人會練習冥想或祈禱。」

從中醫的角度來理解：形成癌症的原因是人體內有太多的垃圾和毒素，而人體陽氣和運化能力又不夠，無法完全化解。因此，要解決這個問題的辦法就有了眉目：第一，減少人體產生的垃圾；第二，恢復人體自身的陽氣和運行能力。

癌症沒有我們想像得那麼強大，它是很脆弱的，害怕人體的陽氣。陽氣是人體自身的功能及免疫力。運動能夠增加身體的陽氣，加快運化的能力，所以癌症病患必須要運動，只是運動不宜過於劇烈，以免損傷氣血，以微出汗的程度和舒服為宜，堅持下去，自然會增加人體的陽氣和排毒能力。

根據我的體會，要想減少產生垃圾，改變想法是第一步。我們最難控制的就是自己的心。所有人都勸我，別老想癌症這件事，以後就會好了。但是我知道，無論這個人外表多麼堅強，內心總會有脆弱和柔軟的部分需要自己去面對。是人就會有情緒，就會有想法，情緒是那麼容易控制得住的嗎？我們有很多的情緒，諸如嫉妒、厭惡、憎恨、貪戀、執著，這些都是消耗陽氣的，唯有愛是讓人增加陽氣的。

癌症康復的關鍵點往往在於：降伏自己的心，學著從愛入手，每天持續練習，持續鍛鍊。但是整個學習的過程就是一個爬山的過程。要克服自身重力就需要「做功」，而做功就讓人感覺很累，很艱難。然而這個過程也恰恰在鍛鍊我們的身體，鍛鍊我們的意志，在不同階段看到不同的風景，也能看到不同的自己。

面對紛繁複雜的大千世界，我們能做的只是打理好自己的心情，我們並不能創造無波無瀾一片坦途的人生，然而不斷拓展的內心世界，卻可以愈來愈走向柔和，用充滿愛的態度來面對生活的自己。這是一個「每天一小時練習，二十三小時去實踐」的過程。

二十一天 養成一個新習慣

改變需要動力、需要時間、需要方法、需要毅力。
習慣的養成需要二十一天，
何不利用每期化療正好二十一天的難得機會，
去養成一個有利健康的好習慣呢？

《永遠不再害怕癌症》裡說：「如果得了癌症，並且轉移，那麼有兩個選擇，改變飲食，或者死亡。」而我想說的是，如果得了癌症還有兩個選擇：「接受現實，改變過去的習慣，或者等死」。而我決定選擇接受現實，改變過去的習慣。

牛頓第一定律告訴我們「任何事物都會保持慣性」；牛頓第二定律則說「要改變，需要力」。對於凡人來說，這個改變的力大多是外力。比如現在的我。

現實生活中，如果有人問：「Who wants change?」所有人可能都會舉手，但是如果有人問：「Who wants to change?」答案就不一定了。

改變需要動力，需要時間，需要方法，需要毅力。不論是在電影裡還是生活中，不斷為舊有的事物注入新的活力，一次次挑戰自己，永遠是打破焦慮最好的方式。我們只有在不斷嘗試的過程中才能更加了解自己的樣子。

我接受六期化療，每二十一天為一期，還有放療二十一次。正好二十一這個數字讓我開始產生聯想。

在行為心理學中，人們把一個人的新習慣或新理念的形成並得以鞏固，至少需要二十一天的現象，稱為二十一天效應。也就是說，一個人的動作或想法，如果重複二十一天就會變成習慣性的動作或想法。而習慣的形成大致分為三個階段：

第一階段：一至七天。此階段為「刻意，不自然」，需要刻意地提醒自己。

第二階段：七至二十一天。此階段為「刻意，自然」，但還需要意識控制。

第三階段：二十一至九十天。此階段為「不經意，自然」，無需意識控制。

如果每二十一天可以形成一個習慣，何不利用這些二十一天去養成七個有利健康的好習慣呢？我開始慢慢想該養成什麼習慣呢？我該學習什麼呢？

「你無法選擇生在什麼樣的家庭，但你可以選擇去愛它；你無法選擇自己的長相，但你可以選擇接納它；你無法選擇自己的過去，但你可以選擇現在想要過怎樣的生活；你無法選擇自己的人生遭遇，但你可以選擇如何應對它；你無法選擇遇到的困難，但你可以選擇去解決它。人生有許多事情都無法選擇，但你永遠都能選擇用什麼態度去面對。人生精彩與否，成功與否，幸福與否，不在於你選擇的部分，而在於你如何回應那不能選擇的部分。」每個人都有幫助自己度過劫難的法寶，在難熬的化療日子裡，除了眼淚，其實還有別的選擇。我選擇了改變，養成新習慣。

第一個習慣：好好愛自己

我們都是凡人，那就從凡人體會的愛中學習愛自己。第一個功課就是讓自己開心，不為難自己做不想做的事情，只做愉悅自己的事情，簡單說就是想高興怎麼做就怎麼做，不要為難自己。

日本大提琴家夏恩調整心態，決定愛身體裡的每一個癌細胞，他視疼痛為「叫醒服務」，對其給予祝福和感謝。接著他決定愛生活的全部，包括每個人，每件事。一段時間後，癌細胞竟然全部消失了。這便是生命的奇蹟。

疾病源自我們身體內在對愛的匱乏和缺失，而疾病也終將在無條件的愛和愛心中被治癒。露易絲·賀每天對自己說：「我愛自己，我認同自己。」好吧，我決定先學會愛自己。

某日當我想到愛自己時，突然哭了。老媽看見我哭便問緣由，我說：「我居然不會愛自己，我不知道怎麼愛自己，我不知道什麼是愛自己。」如果我不會愛自己，又如何去愛別人？如果我沒有蘋果，又如何把蘋果給別人？都說要像愛自己一樣愛別人，可是卻沒人教會我們如何愛自己，那麼又如何愛別人呢？媽媽說，那就從現在開始學著愛自己吧。

晚上，我用彩色筆在幾張白紙上寫下這樣的文字：「愛自己，認同自己，健康，寧靜，放鬆，快樂，我的世界一切都好。」並貼在躺到床上就能看到的地方。

露易絲．賀在《創造生命的奇蹟》一書提到：「無論是病弱的身體、拮据的經濟狀況，還是糟糕的人際關係，都只需要關注一件事是否存在，即是你是否愛自己。當我們真正去愛，按照我們原本的樣子接受自己，認同自己時，生活中的一切就恢復正常了。我們已經責怪自己很多年了，試著讚賞自己，就會看見到處都會出現小小的奇蹟。愛自己並認同自己會創建一個安全的空間，信任、價值和承認將在頭腦裡連結起來。愛自己，就是從『不再因任何事情而責怪自己』開始。」

按照書中要領，我開始對著鏡子，看著鏡子裡的自己說：「我愛自己。」我們可以對著所愛之人說「我愛你」，可是對自己開口卻真的有點難，實在說不出口。我每天持續對自己做這個練習很多遍，慢慢地，我發現這句話可以很輕鬆地說出來了，我發現我真的開始愛上自己了。

當我對著鏡子開始練習的第一天，我告訴鏡子中的自己：「我愛自己，我認同自己，我的世界一切都好」時，覺得有些難為情。第二天，我開始有點習慣。第三天，當我對著小鏡子說「我願意改變」時，我看到了一個一臉愁容，貌似還有點生氣的自己，然後我轉化了聲音，開始對自己微笑，我變得柔美，我看到了一個真的願意改變的自己。

我愈來愈喜歡現在的短髮，這讓我想起了小時候的我，帥氣，陽光。我是女生，我把兒子的角色還給了父母。我雖然短髮，但我依然是一個內心堅強、充滿女人味的女人。

每天我都會跟鏡子裡的自己對話，跟鏡子裡的自己親吻，那一刻，愛便會從心中湧出來。我的確如此值得被愛。透過神奇的魔鏡練習，我看到了一個特別好、特別值得被愛的女孩。她是那麼善良，那麼可愛，我不能允許任何人、任何事情再傷害她。每天我對自己都有新認識。

其實我們要不斷在心裡、嘴裡重複想要的東西，逐漸把既有的思想觀念摒棄，才能徹底改變過去被負面想法綑綁住的自己，才能愈來愈好。

先學習愛自己，我一直在練習，但發現還不夠，我愛自己還不夠狠，不夠熱烈，缺乏激情。於是我想到了戀愛。我要學習的是愛上自己，並且深愛自己。

愛一個人的感覺，比如熱戀的時候感觸最深，你願意跟那個人在一起，只要他高興，你願意做任何事情，買最好吃的東西，一起去最想去的地方，一起看電影，哪怕躺在床上各看各的書，偶爾分享一下感受，也是如此美好，你絕對不會為難對方做他不願意做的事情，因為你捨不得讓對方傷心或者不高興。

再比如，你的孩子會笑，會叫爸爸媽媽，對每一個新鮮事物的探索，甚至犯了錯後的眼淚，你都會覺得可愛。如果孩子生病了，你心裡會很焦急，你願意陪著孩子，幫助他，期盼他早日康復，期望早日看到他的笑臉。

這都是凡人的愛。既然我們都是凡人，那就從凡人體會的愛中學習愛上自己。所以我體會，愛一個人首先就是要彼此開心。那我的第一個功課就是讓自己開心，不為難自己做不想做的事情，只做愉悅自己的事情，簡單說就是高興怎麼做就怎麼做，不要為難自己。

不論科學家還是眾多的抗癌成功者，都告訴我們癌症最怕愛，愛和寬恕是治癒癌症最有效的方法，那我們後半生何不就做這一件事呢？

「愛上自己，愛上每一寸肌膚，愛上每一個細胞，愛上可以觸摸到身體的任何部分，愛上自己的靈魂，此刻你的生命，便能開始真正地成長。」是啊，我們每個人就是愛的本身，愛的本體，我們就是「愛」。

我愈來愈珍惜每一個二十一天。

第二個習慣：冥想

冥想和打坐的好處眾所周知，可使身心合一，使大腦進入寂靜狀態，把散亂的心安定下來，心境達到清淨安詳，氣脈自然暢通。練習冥想，就是優化大腦，往大腦中播撒美好的種子。

大腦中神經元的數量大約有一千億個，每人每天大概有七萬個想法。大腦是我們意識的首要執行者和塑造者，非常忙碌，也往往會製造幻象，像電影一樣，不斷播放。大腦對消極悲觀資訊的反應速度，通常比對積極樂觀資訊的反應要快。比如經歷幾次失敗後你就會感到無助，即便成功多次，失敗的疼痛感覺仍然會記憶猶新。科學家認為這是因為人類在兩百多萬年裡為了活下來，經歷了太多的恐懼，所以有充足的理由焦慮。

科學研究證實，人在心平氣和的時候，體內分泌、循環會處於最佳狀態，使人的內部循環處於更深層次，身體內外達到平衡。練習冥想，就是優化大腦，往大腦中播撒美好的種子，看到純潔、善良、清朗、睿智，充滿愛的本性。冥想打坐，制心一處，使大腦入於靜定狀態，把散亂的心安定下來，心境達到清靜安詳，氣脈自然暢通。

過去我每天睜眼第一件事就是打開手機，現在我每天早上養成了打坐的習慣，剛開始只有十五分鐘，但是每天都會做。冥想的方法有很多種，比如數息冥想、甜蜜冥想、宇宙冥想、水晶球冥想、五行色彩冥想、微笑冥想等等，坐或站著都可以。

我習慣盤腿而坐，腰背挺直，閉上眼睛，花幾分鐘做幾個深呼吸放鬆，然後把注意力集中在呼吸上，集中在空氣進出鼻腔的感覺，集中在腹部一吐一吸之間的感覺。這中間會有很多很多雜念湧動，頭腦裡的微電影開始不斷播放各種事件，那些平時我們想得起來或想不起來的事情都會冒出來。沒關係，此刻我們可以把意識再次集中到呼吸上，溫柔地看著自己，沒有評斷，沒有對錯，只是靜靜地陪著自己就好了。或者可以冥想一些積極正向的內容，將美好的詞彙植入大腦。最簡單的還可以在內心不斷重複：「我愛自己，我身體健康，免疫系統強壯，我的世界一切都好。」

每天睡覺前我都會感恩一天中最快樂的三件事，每天起床我都會冥想，都會對自己說：「我愛自己，我會愈來愈健康。」早晚感恩，祈福。

《黃帝內經》中說：「恬淡虛無，真氣從之，精神內守，病安從來？」

第三個習慣：快樂生活

生存的意志、選擇快樂並維持內心平靜與安寧的狀態，是保持良好的健康和遠離癌症的關鍵。
一旦你下定決心要快樂，生活就會變得美好，一切會變得更容易。
一旦你做了快樂的決定，就沒有任何理由感到難過。

六月二十二日，我寫下了「用快樂填滿生活」幾個字，這是我在這二十一天裡該學習的東西。

找到熱愛的事物，做對自己而言至關重要的事情。不要只是說出故事，而要活出自己的故事。我知道，我的未來不只是劇本，我的人生是態度的展現，將開創他人從未想過、從未認為可行的可能性。愛自己，是生命的主題。接下來，我要把快樂填滿每一天。我只是個普通人，我要過好今生的每一天。享受當下，不枉此生。

有人說：「天堂裡的人都在講笑話，而地獄裡的人都在討論人為什麼笑。」還有人說：「人腦只使用了一〇%，剩下的九〇%都是用來搞笑的。」

當我真正想要身上的每個細胞都充滿喜樂時，才突然發現這麼多年，我身上沒有什麼快樂細胞，就像當初我發現不會愛自己一樣，我在這片寂寞的土地上，在真正的獨處中，我是個不會找快樂的人。從小嚴格環境中成長的我，其實根本不會娛樂，不會講笑話，不會像孩子一樣玩遊戲，不會看影片哈哈大笑。難怪當年酷愛玩遊戲的老公說我老了以後會很寂寞，除了愛聊天，其他都不會，不會玩，不會找樂子。

每天都給自己開懷大笑的機會。於是我開始聽相聲。後來，我開始在電視、網路上搜索那些過去在我看來是浪費時間的各種娛樂搞笑節目。過去我總覺得這些節目沒有內涵、低俗、浪費時間，現在這些節目卻真的能讓我開懷大笑。

化療之後的前面七天是最痛苦的日子，我每天都問自己做什麼最開心，然後我的心就把我指引到了離家最近的圖書館。我最喜歡借的書就是時尚雜誌，畢竟我在時尚圈打混多年，這讓我想起為雜誌拍時尚影片，參加時尚發表會，做時尚雜誌十多年的日子。

我開始瀏覽時尚前線的資訊，上網看各季世界時裝流行趨勢，為我痊癒之後的行頭做些準備。心血來潮，我又萌生了護膚、修眉、化妝的熱情，上網學習，買了工具，就自己照著鏡子練習。之後待我容光煥發，隨時可以豔麗登場。我發現當我把時間分散到一件件有趣的事物中，認真做好當下每件小事時，悲傷也就無法乘隙而入了。興趣愛好真的可以成為「黑夜裡的止痛藥」。

當然，偶爾我也會有各種情緒，比如某天做夢哭醒了，覺得夢裡的自己很悲傷，也會問問夢境在告訴我什麼，我在恐懼什麼，悲傷什麼。有時有答案，有時沒有答案，不過我並不在意結果，只是跟夢做個溝通而已。

當朋友來看我，摸著我光光的頭的時候，我想起自己所經歷和忍受的痛苦，還是會心生委屈，還是會有眼淚；孩子不舒服的時候，我擔心的情節又重現。但每當這些情緒出來的時候，我都會第一時間察覺，允許情緒產生，讓情緒跟自己待一會兒，讓情緒釋放。最終我會讓自己想起來，我不應該把時間浪費在沉迷於不好情緒中，我要跟快樂多待一會兒。下一瞬間，我就自覺地去找「快樂」了。

特別感謝各種喜劇實境秀節目讓我每天都有機會哈哈大笑，我的日子在找快樂中度過。開心就是要把心打開，陽光才能照進來。

另外，當我不開心時，我就會對自己說：「我要快樂，我想快樂，我快樂！」當我重複幾遍「快樂」之後，我發現嘴角開始上揚，快樂洋溢在我的臉上。

生存的意志、選擇快樂，並保持內心平靜與安寧的狀態，是保持良好的健康和遠離癌症的關鍵。一旦你下定決心要快樂，生活就會變得美好，一切變得更容易。一旦你做了快樂的決定，就沒有任何理由感到難過。

第四個習慣：融入大自然

自然所蘊含的宇宙能量將幫助我們走向健康。
大自然如此美麗，這個世界如此美好，
我們怎麼忍心把時間浪費在令人難過的事情上呢？
我們要好好生活，把時間用在美好的事物上，不枉此生。

湖邊美景

我喜歡去湖邊，特別是夏天的湖邊。

我喜歡坐在湖邊長得最茂盛的小樹旁邊，然後鋪上一塊毯子，面朝湛藍的安大略湖，看著白色帆船漂蕩在湖中，一對父子各划一艘小艇，在湖中嬉戲。白色海鳥在天空飛翔，偶爾為一塊食物追逐叫嚷，數十隻加拿大鵝整齊地站在湖邊觀景，就在這寬闊而寧靜的湖邊，在陽光的溫暖下，我開始冥想打坐，與大自然融為一體。累了，我就趴在草地上，唱著《真善美》的主題曲〈My favorite things〉，或看書，或躺著看天空上的白雲變幻，這個世界很祥和，我很快樂，很平靜。

不遠處，十幾隻加拿大鵝整齊劃一地排隊過馬路，等候過馬路的鵝們等距離地排著隊，時而伸著長長的脖子張望著前方的進程；路中間的鵝們則大搖大擺，旁若無人慢慢走著；已經過了馬路的鵝們則開始低頭在草地上覓食；壓軸的那隻鵝最負責任，不時回頭看看還有沒有脫隊的同伴，路中間留下了稀稀的鵝便便。我心中不禁在想，這些鵝除了隨地大小便的習慣之外，這排隊的習慣還真是可圈可點，值得讚許。

站在延伸到安大略湖的棧橋上，靠在寶藍色的圍欄旁，映入眼簾的就是那如同大海一般，一望無際、湛藍的安大略湖水，以及遠處陸地上那片綠色的草坪和樹木。抬頭看著淡藍色的天空，幾朵白雲懶洋洋地搖曳其中，幾隻海鳥鳴叫著快速地飛過頭頂。我坐在鐫刻著歷史印記的鐵椅上（每把椅子上都有捐贈人的姓名及貢獻記錄），一對情侶相擁著在橋上漫步，陶醉其中；一對老年人騎著顏色豔麗的自行車，有說有笑；一個剛剛學會走路的小男孩，邊走邊張望著剛剛路過他身邊的兩歲小女孩，邊走邊停，邊走邊回頭微笑看著她，直到聽見我情不自禁的笑聲，他才轉過頭來看著我，然後害羞地笑了一下，忙亂地從他的小推車裡費力地拿出一盒麵包。他媽媽笑著對我說「他在秀寶貝」，我卻以為他是要堵住我的嘴，怕我說他「這麼小就想交女朋友」。

森林美景

這是第一次躺在森林中間的草地上，和站在地上的小鳥以同一個角度去看湛藍的天空，看綠色的森林。草地是綿軟的，像是立毛的厚地毯，因為平時來的人少，當我躺下的時候，小草看來還是很享受我碩大的軀體對它的撫摸和按壓。一隻小鳥就站在我身邊，看著遠方，安靜地陪著我。嫩嫩的青草散發著淡淡的青澀的味道，環繞著我，偶爾可以看到一兩朵黃色的小花，驕傲地在草叢中綻放。聽著森林裡各色小鳥的叫聲，無限愜意。

每個清晨，我都是被窗外的小鳥叫醒的。當然我最喜歡的還是去家門口的森林散步，聽小鳥吱吱叫。每天我都會去森林散步，聽廣播做體操。每次走進森林，看著筆直的參天大樹，我總是感慨它們一心向著陽光的韌勁，忍不住跟大樹、小樹、小草、小花打個招呼。這裡的植物物種豐富，有各式各樣的花朵，小樹形態各異，種類繁多。我也曾經用心理學的方法去感受大樹，的確有的樹是悲傷的，有的樹是喜悅的，在這樣的環境裡，愈發讓人感到萬物皆有靈。

森林中，不時會看到上下跳躍的棕色、黑色的松鼠，灰色、白色的小兔子，還有一對臭鼬母子蜷縮在一棵枯樹裡，看著外面的世界，那是牠們的家。某日看到一隻比手掌還小的小老鼠站在路旁，一動不動地看著森林裡的一切，忍不住蹲下來跟牠問個好。

不論是小鳥，還是大鳥，總是在森林的各個角落，天空的各個角度鳴叫。牠們有時在招呼同伴，有時又像在自言自語，有時又在唱歌，真是好聽極了。鳥的色彩斑斕的羽毛也美麗至極，即便是黑色羽毛的小鳥，也會或在肩膀，或在羽翼旁，或是嘴角或是身體某個角落綻放出寶藍色、豔黃色、橘紅色，展示出與眾不同的眾生相，我不得不感歎萬物的獨特。

此時此刻，嘴角上揚的我心中浮現出一個詞：「頤養心性」。這是一方頤養心性的土地。與大自然在一起，心情是那麼美好。突然發現我竟如此貪戀美景，貪戀凡塵。我怎麼忍心把時間浪費在令人難過的事情上呢？大自然如此美麗，這個世界如此美好，我們要好好生活，把時間用在美好的事物上，不枉此生。

我愈來愈喜歡大自然，愈來愈喜歡和自然在一起，大自然本身就是這個世界的一部分，它愛著我們，我們如果多跟它在一起，便可以感受到更多的美好。

第五個習慣：品嘗美食

享受其中的過程，原來是那麼美妙。
閉上眼睛，慢慢咀嚼，慢慢品味，慢慢享受，
感恩每一道菜肴，每一樣食材，
懷著感恩的心感謝這些食物為我們帶來能量和健康。

「民以食為天，食以味為先」，這句諺語道出了我們把吃看得與天一樣重要。這種獨特把吃看得重於一切的飲食文化，也是出於一種生存需求。

馬斯洛把人的需求分為五類：生理需求、安全需求、社交需求、尊重需求與自我實現需求。為了生存，人不得不要先退到第一層次的需求，讓自己活下來。我突然體會到，對食物的欲望是人類的本能需求，如嬰兒般渴望著食物，享受其中的過程，原來是那麼美妙。

每天我最重要、也是最高興的事就是吃飯，食物的確具有強大的療癒作用，一頓美食就能把心情從谷底拉出來，餵飽自己的胃，心不空了，人也就變得有活力。每天睜開眼睛我就開始想今天要吃什麼。我最愛看美食節目，即便看到一張美食圖片都能流口水，然後慢慢吞下，閉著眼睛笑著，滿足一下自己。我很感謝我的腸胃，沒有像很多人一樣在化療期間出現問題和嘔吐反應，這讓我特別珍惜每天吃飯的機會。

過去工作忙碌，生活緊張，著急的時候也許五分鐘就囫圇吞棗吃完一頓飯；聚餐的時候，菜色豐富，參加吃飯的人多，談笑風生，即便是「色、香、味、形、器」都很講究的高檔餐廳，哪有心思去閉眼好好美食？但現在不同了，我是家裡吃飯最慢的，儘量讓自己多咀嚼，感受食物的美味，懷著感恩的心，感謝每一種食物為我帶來能量和健康。每次吃飯我都捨不得趕快吃完，經常閉上眼睛，慢慢咀嚼，慢慢品味，慢慢享受，感恩每一道菜餚，每一種食物。食物是溫暖的，可以安撫一切情緒。

在我逐漸養成慢食習慣之後，聽說還有個慢食協會。所謂慢食其實是一種生活態度，在速食文化大舉入侵現代人生活的今天，慢食文化在提醒我們要慢慢地進食，認認真真、全心全意、花時間和各種官能感知去慢慢地享受一頓美食。

法國人在用餐前必向同桌人說：「Bon appetit（祝你胃口大開）。」中國人說：「請慢用。」仔細想想，「慢用」兩字更有深意，只有美好的東西才值得我們花時間慢慢享用。近幾年美食之都巴黎，除了慢食外，又多了一套飲食哲學「fooding」，即food+feeling（食物加感情）。希望用餐者以感情、情緒去感受食物，感受每一道菜上桌時的香氣，欣賞拼盤的色彩和美感，品嘗吃進嘴裡每一口味道的組合、搭配和轉變。可見，慢食文化已經成為世界流行的一大趨勢。

除了慢食以外，我的飲食習慣也有了改變：每天蔬菜、水果乾果、主食、肉食的比例為四：三：二：一。我增加蔬菜的攝取量，最愛吃超市賣的盒裝混合沙拉蔬菜，不需要加任何醬料，放些堅果、紅莓、藍莓乾，味道超級鮮美，也很健康。化療後最難受的幾天，我就用果汁機把蔬菜水果榨汁喝。與食物的連結讓我感到這些富有健康能量的食物給予我生存的力量，新鮮的蔬果幫我代謝掉藥物帶來的副作用，我的身體感覺愈來愈舒服。

最好的醫師就是身體。沒人能取代我們的身體，因為這是宇宙特別賜給我們的醫師。我們的身體從一開始就知道該如何進食與呼吸，什麼時候需要用什麼樣的草藥、什麼樣的食材，只是我們早已忽略掉這份宇宙賜予的禮物。現在，我開始享受這份禮物，品嘗人間美食。

第六個習慣：保持正念

試著在每天、每分、每秒進行正念練習。
我們需要每天在想法的天空裡、心靈的花園裡，
種下積極正向的種子，
然後每天培育它，直到它開花結果。

有什麼樣的思考模式，就有什麼樣的身體，就有什麼樣的健康和人生。

從第一次與腫瘤對話，我就看到了生病的原因，看到了我的思考模式。既然我的思考模式出現偏差，那我就要把健康的思考模式重新植入身體。

《永遠不再害怕癌症》一書裡提到：「為了生存，我需要運用我的心靈，就像要我的身體變好一樣。我一遍又一遍地說：『每一天，在各方面，我變得愈來愈強，愈來愈好。』我不停地重複這些話，直到感覺力量進入我的身體。我為此傾注了很多關注和意圖。

一開始，當我這樣對自己說時，我的心裡在反擊：『那是胡說八道。』我意識到自己的想法是在否定我的正面肯定，所以我開始告訴自己，我知道我今天變得更糟了，但是我在給你一個指令。當我適應了給身體發號施令，內在的反對聲音開始消失，我的身體開始回應。我會每天多次肯定地，有時大聲、熱情地說幾次。幾周後，我的潛意識開始執行指令。而我嚴重受損的免疫系統也有了反應。」

關於正念的練習，我有時也會感到懷疑，這是否有效。但有一天我在花盆裡撒下一把黃瓜種子，幾天之後，我發現只有三粒種子開始發芽生長，雖然我不確認是否能長出黃瓜，但看到嫩嫩的綠色小芽兒從土壤中破土而出的驕傲時，我仍然感到很興奮。又過了一些日子，又有兩粒種子開始發芽生長，幾個月後果真長出了黃瓜。

我想，如果我不撒種子，就一定不會有黃瓜長出來。我撒了種子，不一定每一粒種子都會開花結果，它們還需要時間，需要陽光，需要雨露，需要我們經常去澆水，但最終總會有種子能結出勝利的果實。如果我們什麼都不做，就永遠不會看到勝利的果實。所以我想，我需要每天在想法的天空裡、心靈的花園裡種下積極正向的種子，然後每天灌溉它，直到它開花結果。

露易絲·賀在出版《治癒你的身體》之後罹患了癌症，這時她才更深刻理解了「用手術的方法把癌細胞清除掉，然後在想法上去除導致癌症的根源，那麼癌症就不會復發了」。

基於心理學的知識，我更相信改變的主要方法必須依靠心理學的幫助。露易絲·賀的《塑造全新的第二人生》和吉羅德·揚波爾斯基的《愛就是放下恐懼》成為我每天必修的課程。

我按照書中的方法，每天抄寫那些積極向上的正能量話語。特別是不快樂的時候，我就會重複那些話，比如當我覺得別人不高興可能是因為我的錯誤時，我會很內疚，甚至自責，這時我就會對自己說：「我愛自己，我贊同自己。」重複很多遍之後，心裡就開朗起來，我不再責怪自己，在我支持自己的同時還會出現更好的解決辦法。

我們每天都要給大腦、給潛意識保持陽光、正向、簡單、清晰的影響和暗示，然後盡可能經常重複，使潛意識接受這樣的命令，正念才能逐漸形成。

當然，所有新習慣的養成都會有出現反覆的過程，就如同露易絲・賀所說：「清洗烹製火雞的平底鍋時，要先把熱水倒進鍋裡，再放點清潔劑，用鬃毛刷清洗鍋的表面，卻發現一團糟，看上去這個鍋子比開始清洗之前還要髒。但是，如果你把刷子拿開，用清水把鍋子沖洗幾次，這個鍋子看上去就和新的一樣了。清洗頭腦裡頑固的思維模式時就如同洗鍋，當我們用新思維浸泡頭腦時，所有油膩的髒東西都會浮到表面，但當你的清潔工作繼續下去，很快就會把一種限制性的觀念完全清除。」

我知道改變的過程是痛苦的，但我願意改變，「我一點點看到和感到自己的變化，舊的思想將不再左右我，我是自己世界的主宰。我選擇自由。我的世界一切都好。」

每天我在心裡種下希望的種子，正念的種子。我堅信很多時候不必著急要生活給予自己所有答案，有時候要拿出耐心來等待。即便你向空谷喊話，也要等一會兒，才會聽見那綿長的回音。只要努力，生活總會給你答案。

第七個習慣：活在當下

「任何時刻，只要一感到恐懼，就提醒自己可以轉而感受愛。我選擇放下對過去的內疚及對未來的恐懼。選擇內心的安寧。」反覆做這個練習。當你關注當下心境的時候，愉悅感自然出現，內心也會跟著微笑。

露易絲．賀說：「生命中經歷的所有事件，都是由過去的想法和信念造成的，它們是由過去的想法，昨天、上星期、上個月、去年、十年前、幾十年前所說的話決定的。然而，它已經過去了，結束了。重要的是此時此刻你選擇什麼思想、選擇什麼信念，說什麼話，因為現在的想法和語言將創造未來的你。因為你的力量源泉來自『當下』，它正形成明天的、下星期的、下個月的、明年的，以及以後的經歷。我從此時此刻開始自由。」

「生活本來就是不公平的，但生活依然精彩」，有些東西我們無法跟所謂的命運抗爭。那麼，我能做什麼呢？學習改變。只做自己能做的，不去憂慮未來。也許這才是真正的臣服。

過去的事情已經過去，我們無法再改變它，但可以改變對往事的看法。因為很久以前有人傷害了我們，所以我們現在要懲罰自己，那是多麼愚蠢。我現在也沒有精力去考慮未來，沒有能力去計畫明天。我能關注的只有當下。老爸總說：「人無遠慮，必有近憂。」可是我現在倒是再也不想遠慮了，還是活在當下最好。過好每一天是我唯一可以做到的。

一位老朋友得憂鬱症很多年，需要常年吃藥。有天我問他：「吃藥的副作用很大，不能不吃嗎？」他說：「我吃藥，所以每天還能快樂地活著，我雖然不能增加人生的長度，但我要拓展人生的寬度。」

人經常會有很多煩惱冒出來。當我對未來感到痛苦和無助時，心裡就會浮現這樣一句話：「我願意放下過去的內疚和對未來的恐懼，我願意真心感受愛，感受當下的幸福，我願意放下恐懼，選擇內心的安寧。」不停說出來或者默念之後，奇蹟就真的發生了，我真的可以放下恐懼，得到安寧。當我關注當下心境，跟自己待在一起的時候，會有一種莫名的愉悅感從心中自然出現，那是特別美好的感覺，心是會微笑的。

反覆做這個練習，不斷提醒自己，唯有當下這一刻，才是唯一存在的時間。

人生在世不過百年，去吧，去做所有想做又沒有做過的事情吧。那真是美妙的過程。

第五章

付出

——每個孤獨都有陪伴

我們每個人心中都有一堵牆，
這堵牆不可能堅硬到
「足以抵抗一切打擊」。

————武志紅

學著放大生病中出現的小確幸

我看到了充滿人性光環羽翼豐滿的天使，帶著關懷和溫暖向我飛奔而來，力所能及地幫助我，陪著我。在這些沒有期待回報的付出中，我看到了無條件的愛。這份愛的理解是一針強心劑，撫慰了我受傷的心。

人們總說患難見真情。什麼是「難」呢？比如得了乳癌之後的我。有人說生病見人心。生病是一個顯微鏡，可以照見人性，讓你更清楚地看見誰才是朋友。只有生病了，才知道親人是你堅強的支柱，是信心所在，是生活美好的根源，他們能把你從絕望中拉回來，讓陽光重新照到你的心裡。

患難見真情。我看到有的人躲起來，甚至在關鍵時刻離我而去；有的人把頭埋在沙子裡不敢面對我的困難；有的人用勸慰的方式指責我，直接往我的傷口上撒鹽。誰沒有遇到困難的時候呢？誰沒有生病的時候呢？又有誰不會死呢？

心理學家鍾灼輝說：「當遇到人生困境時，最需要的是我們的包容。包容別人的心不在焉，包容別人的有心無力，包容別人的拒人千里。」我知道，每個人都有自己的心性，都有自己的為人處世之道，都有自己的理念和難處。這個世界沒有人是必須按照我的想法來配合演出的，沒有人是有責任對我有問必答的，沒有人應該永遠滿足我，沒有人應該和我的聲音一致。假使對方能按照我的想法做，或者滿足我的要求，我感激他們，那是驚喜。每個人有每個人的難處和思維，如果對方不能滿足我的需求，我更願意放大生命中的那些小確幸，讓自己快樂生活。

當然我也看到，真正愛我的人無論平時對我多疏忽，一定會在我最需要的時候來到我身邊。我看到了更多充滿人性光環羽翼豐滿的天使，帶著愛意、關懷和溫暖向我飛奔而來，盡其所能地幫助我，陪著我。

有位朋友說：「你是有使命、能吃常人不能吃的苦的人；你是一個具有人格魅力的人，你曾經救贖了太多人，所以現在他們願意貢獻自己的力量來幫助你。」人就是在這樣的互助與救贖中螺旋式上升的。

有位話不多的朋友，當得知我需要看病、住院、休養時，他不斷跟公司請假，一直陪在我身邊，開車帶我去所有我需要去的地方。他自工作以來從沒有請過年假，而這一次他把所有的假都請完了。他說：「我能力有限，我能貢獻的只有我的時間。」而在我心裡，時間是無價的。

有位過去並沒有太多交集的朋友，他帶我看病，給我送飯，餵我吃飯，凌晨三點還在陪我等醫師的報告。在我回國看病的一個多月裡，他甚至推掉了所有的生意陪著我，直到我回到加拿大，他才重返工作崗位。

有兩位朋友分別從中國、美國飛到加拿大來看我，出錢、出力照顧我，陪伴我；有兩位朋友分別從外地趕到北京看我，鼓勵我。

有位朋友，她帶我吃北京最好、最貴的餐廳，還天天邀請我去她家，說要照顧我。我爸為此過意不去，可她說：「她上大學時幫我暖手暖了四年，現在輪到我該照顧她了。」但其實我根本不記得那些過往的細節。

還有件最讓我感動的事。有位朋友知道生活來源成了我心頭最沉重的一塊石頭，於是她專程從北京飛到加拿大笑著對我說：「你別著急，好好養病，錢賺多少算夠啊？你的生活費就包在我身上吧。我來養你，每個月我給你生活費，養好身體，我們什麼都有。」這份雪中送炭的幫助比錦上添花的禮物更感動人心，這是我一輩子不能忘記的恩情。

我知道，他們是我一生的朋友。我知道，自我生病開始，學生、朋友們探望我，照顧我，忙前忙後；父母、孩子他爸在得知我生病之後，二話不說就飛到加拿大陪我，照顧我和孩子；我和志工素不相識，但是他們毫無怨言地接送我。他們貢獻的是他們雪中送炭的幫助、無微不至的照顧和陪伴，在這些沒有期待回報的付出中，我看到了無條件的愛。我要把這些愛融化在血液裡，融化進每一個細胞裡，豐盈那些過去受傷的、不快樂的細胞，用愛的羽翼去包容它們。

我哥說：「所有的朋友都只能幫助你一段時間，不可能永遠陪著你。」但是即便只有這一段時間，都足以撫慰我受傷的身體和心靈。身為病患，我們不需要別人在傷口上撒鹽，也不需要特別實用的忠告，只要有一點點同理心，哪怕是充滿暖意的附和都會成為生命的一絲希望。這份愛的理解是一針強心劑，撫慰了我受傷的心。心靈的支持與陪伴，比藥物更寶貴。

帶著敬畏之心，陪伴對方

如果我們都能帶著一種敬畏之心，
我們就會看到生命的燦爛和珍貴，
當愛流動起來，
一切疾病和煩惱將會灰飛煙滅。

某日我去做骨骼掃描，在一個二十平方公尺的狹小空間裡擠著幾十位病患及家屬在等待做同位素注射，其中一個骨瘦如柴的十歲左右小女孩一直在大聲哭鬧，引起了所有人的側目。女孩的媽媽看起來非常生氣，非常焦慮，她不停地對她喊叫：「你是要氣死我啊！不要再哭了，哭也沒用，哭也得打針，打針才能做骨骼掃描。」雖然是冬天，但是他們母女一個哭一個喊，全都滿頭是汗。周圍很多人勸來勸去，都無濟於事。

與我同行的阿夢是位心理諮詢師，看到這個情況，就主動走到女孩身邊，溫柔地說：「小妹妹，你是不是覺得打針很痛啊？有點怕是不是？不要怕，你看我們這麼多人都陪著你呢。而且，你看這位打針的技師技術很好的，大家都沒有因為打針哭，表示並不會那麼痛的。來，我陪著你打好不好？」

而女孩的媽媽仍然大聲叫嚷著：「這孩子就是不聽話，氣死人啦，就知道哭，哭有什麼用？」「這位媽媽你先別說話，先休息一會兒，我們都知道你很著急，我朋友是心理醫師，讓他來陪你女兒吧。」我說。當我說完這些話，房間裡一下子安靜下來。阿夢依然笑呵呵地、溫柔地跟小女孩聊天，並把她帶到了打針的窗口前。

「小妹妹，我覺得你特別勇敢，打針真的不痛，你要不要試試？要不然我陪你一起打？」隨著阿夢感同身受和鼓勵的溫柔話語，小女孩的哭聲變小了。

阿夢繼續安慰她，跟她說笑，突然他大聲說了一句：「打完了，你的手怎麼還不伸回來，難道想再打一針？」說完，大家才發現注射已經在不知不覺中結束了。

小女孩破涕為笑，大家也都笑了起來，狹小的空間裡突然響起了雷鳴般的掌聲。那是對小女孩的鼓勵，也是對阿夢的讚許！聽到掌聲，我和阿夢相視對看，不約而同地會心一笑，這笑容背後是我們發自內心地感受到心理支持和心理援助，對病患是如此珍貴和重要。我們深深地感受到了這次經驗帶來的幸福感。

小女孩的哭鬧中有她的恐懼，媽媽的叫嚷也是她的恐懼，她們恐懼的不只是打針這一件小事，更多的還有骨骼掃描這個檢查背後的可怕結果。是啊，面對生死問題，有哪個生命不害怕呢？在恐懼面前，生命最需要的是什麼？其實就是簡單的兩個字：「陪伴」。

感同身受，用心陪伴。

每次我提到心理學，大家多少都會有種玄妙的感覺，而這個故事告訴我們：其實心理學並沒有那麼高深，如果我們都能帶著一種敬畏之心，陪伴，我們就會看到生命的燦爛和珍貴，當愛流動起來，一切疾病和煩惱將灰飛煙滅。

父母的愛

父母都是盡他們所能地用力愛著自己的孩子，不管這個力量對孩子來說是大是小，是好是壞。我們看到父母傾其所有地愛孩子的本能，一切其實就已經釋然了。有爸媽在，我們就是天下最幸福的孩子。

即便藥物副作用已經降低到最小，但那紅色的藥水仍然讓我走幾步路都變得非常費力，每走幾步路，就要像小狗一樣伸出舌頭拚命地喘口氣。因此化療期間，每次出門，不論散步還是看病，都是媽媽陪著我，照顧我，媽媽成了我最大的貼身「保姆」。

特別是化療的第一個禮拜，饑餓難忍，我每天夜裡都會起來抓幾塊餅乾吃，早上很早就把房門打開，等待媽媽起床，給我做碗香濃美味的番茄雞蛋麵。每天想吃什麼就說，爸媽任何時候都毫無怨言地放下手裡的事情為我做，哪怕我就只吃一口，然後剩下都給爸媽，但就為那一口，爸媽也會心甘情願給我做。我身體不舒服，就讓爸爸給我揉背；餓了，就讓媽媽給我做飯，喜歡什麼，爸媽都花錢買給我。我知道，我退化成了小孩子，而他們再次用行動表達了他們對我的愛。

有天老爸說：「孩子，你別怨你爸對你管教嚴格，其實是你選擇了我做你的爸爸，你也要對你的選擇負責。」我笑了。是的，我們每一個人，註定要在某一個地點、某一個時間，出生在這個地球，做一對夫婦的兒女。我們的父母是好是壞，家庭環境貧窮還是富有，我們無法讓已成定局的這一切改變，恰如自己理想的樣子。我們長大以後，不可以埋怨父母，甚至把所有責任都推到他們身上。事實上，是我們自己選擇了現在的父母，心甘情願要做他們的子女。

父母是人性光環中最閃亮的明星，他們是站在第一線的戰士，是隨叫隨到的天使。七十五歲的父母義無反顧地飛到大海彼岸，陪我，照顧我。看著上樓愈來愈困難的爸爸，看著日漸蒼老的老媽，我心裡很難過，他們真的老了。爸媽說：「這個年齡的我們的確該享受天倫之樂了，但是你生病了，我們再難再累也要盡我們的責任和力量。我們多活一天，就多拿一天退休金，爸媽可以養活你。希望你健康活下來，今後還指望你給我們養老送終呢。」

是的，我要健康幸福地活下來，父母也能健康生活，這樣我們就一直有機會一起享受天倫之樂。

其實，所有的父母都比我們想像中的堅強，所有的父母都在盡他們所能用力愛著自己的孩子。不管這份力量對孩子來說是大是小，是好是壞，我們看到父母傾其所有地愛孩子的本能，一切其實就已經釋然了。有爸媽在，我們就是天下最幸福的孩子。

兒子的改變

父母生病對孩子會產生極大的心理壓力，
他同樣需要陪伴和心理輔導。
他可能不會表達，
但他會用他的方式排解所有擔心和憂慮。

當我回到加拿大治療之後，兒子在家整天玩遊戲，還經常發脾氣，對我們所有人大吼大叫。他小學畢業時拿回來一張畫，是他的自畫像，他說他覺得非常棒，非常滿意。但是我看了之後，心情並不太好。畫得的確很像，但是顏色太壓抑，那裡面隱藏了憤怒。我第一時間發給心理學專家看，對方說這是一個三十歲的男人，而不是十幾歲的少年，並要我去了解一下孩子在想什麼。這句話突然點醒了我。

某天教育局的老師打電話問我病情，我很訝異他們怎麼知道我生病的。後來才知道，原來兒子把我生病的事情告訴了他的英語老師，英語老師第一時間就聯絡了專門負責留學生的教育局老師詢問我的近況。至此，我突然意識到孩子的狀態跟我是有關係的。我生病的事對孩子產生了極大的心理壓力。

當大人茫然失措的時候，孩子何嘗不是更加無助呢？他不知道未來是什麼樣子，不知道媽媽的生死如何，只是他不會表達，他在用他的方式排解所有擔心和憂慮。剛開始我以為這是青春期的反抗心理，心想，青春期的男孩子管不了了，不聽話就交給他爸爸管吧，愛怎樣就怎樣，每個人都有自己的路，誰也代替不了誰。但是此刻我突然看到了自己的責任，我的功課。親子關係是我要修煉的功課。此時此刻的孩子更需要陪伴和心理輔導。

當時我換了個角度看兒子。我用欣賞的目光看著長高的兒子玩遊戲時那麼快樂，我為他能找到快樂而替他高興，同時相信他可以自律地去控制遊戲時間。當他回家時心情不好發脾氣時，我會試著去聆聽，去同理，去理解。老爸產生了很大的作用，每天帶兒子去散步，教他一起種草，講一些男人之間的道理。漸漸地，兒子有了很大轉變，遊戲時間自己控制，每天自動去讀書，做家事，每週收拾垃圾，清理草坪。每當我看到他的進步，就會稱讚他，兒子正在逐漸改變。

特別是爸媽回國之後，兒子表現超級好，幫我洗菜做飯，每天都會炒一個菜，而且要他做事，隨叫隨到，態度特別好，儼然一個暖男。我們兩個人說話也都是商量口吻，即便他玩遊戲時說出不好的字句，之後他也會找我解釋一下。我始終相信，兒子什麼道理都懂，不用給他上任何人生道理課，只要相信他，他就可以積極地生活。

是的，每一個孩子都有自己的人生功課，父母能做的就是帶著欣賞的、愛的目光陪著他。愛他，不是保護他、命令他，而是理解他、相信他，讓他做自己喜歡的決定，而不是我們希望他做的事。

在我治療的整個過程中，其實兒子是始終在我身邊的人。當我沒有了頭髮、沒有了眉毛、沒有了睫毛，連自己照鏡子都會被嚇到，連自己都會嫌棄自己的時候，兒子雖然看見我也會感到害怕，卻一直陪著我，看著我。對於孩子來說，這是多麼不容易啊！然後他又看著我的頭髮、眉毛、睫毛開始生長，一點點看著我，陪著我。

兒子小時候經常生病，我幾乎每週都要帶他去醫院，每每著急的時候我都告訴自己：兒子之所以讓我成為他的媽媽，是他相信我可以愛他並幫助他度過人生的一道道難關。而當我來到加拿大之後，兒子一直在陪伴我，我也始終相信他可以活出他自己，成為他自己的驕傲。

我衷心感謝兒子給我的愛，給我的支持，給我的陪伴。有你，我很幸福。

友人也「中槍」了！

當初意氣風發的壯年，積極向上，定期聊人生聊理想的友人，突然變成了同病相憐的病友，開始討論癌症、化療、該如何活下來。人生無常，就像突然斷電了，突然下雨了，無法控制。

我和帥帥是小時候的玩伴，認識三十多年了。他從小就喜歡看如何成功之類的書，二十多歲就頗有成就，三十歲當上總經理，成為人人羨慕的佼佼者。他向來捨得花錢，每次他都會請我去北京最貴、環境最好的高檔餐廳，一起聊人生，聊理想，談宗教，說感想。在我住院期間，他還專門從外地趕到醫院來看我。回到加拿大之後，又經常透過微信鼓勵我，勸慰我。

七月初，一條醒目的越洋微信映入眼簾：「我也『中槍』了！」

什麼？什麼意思？不會吧？我腦子裡飛快地閃過一串問題，迫不及待想知道到底發生了什麼事。

是的，帥帥腹部長了一個直徑〇．六公分左右的腫瘤，是個淋巴瘤。這讓我震驚，也讓我再次感到生命的無常。

在醫師無法提出解決方案之前，他因為進食困難，身體變得極為虛弱。「你不能這樣，還沒戰鬥就被打敗了！能吃多少算多少，把蔬菜水果榨汁也要吃！」反過來，我開始安慰他，「先吃東西把身體保住才能戰鬥！」我如此開導和鼓勵他。

他變得突然非常乖順，脆弱得像個孩子。他給我發的微信是：「謝謝，我會努力的。」這是一句多麼沒有力量的話，我看到了他的無助。人沒有經歷就沒有發言權，只有經歷過才能知道苦難與幸福的含義。人只有先過自己這一關才能往下走，在艱難的旅程裡，說真的其實誰也幫不了誰，只有自己幫自己，自己救自己。

他開始問我：「你說我們都這麼努力，為人正直善良，怎麼這麼倒楣會得癌症呢？很多人做盡壞事，所有人都恨他們，可是還過得很好。為何好人不長命，壞人活千年？」

我想他的問題說出了所有癌症患者心裡的聲音，在這一刻都會質問老天的不公平，人生的不平等。電影《少年Pi的奇幻漂流》中有一句話：「人生和自我都不是用來戰勝的，而是用來相處的，有些東西雖然並不合理，但你必須相信。」

這次生病是以前結出的果，但這段因緣已經結束了，現在所為是今後果的因，所以現在要好好照顧自己，認真享受人生，才能結出好果。生病後只要比過去活得更清明，更珍愛自己，珍愛生命，就沒有白受苦。至於方法，每個人的確不同，男人和女人的差異也比較大，需要自己去實踐，找到適合自己的方法。但是基本結果和做法是一致的，就是要愛自己，愛生命。

當我經歷了這個階段之後，才可以平靜地告訴他：「比那些一下子就失去生命的人來說，我們是幸運的，我們要看到身邊的資源，身邊的愛，我們還有機會生活，這就是幸福。在我們生命的四十多年裡，我們認識三十多年，一直談人生，談理想，一直追求成功，如今你我都成功了，然後得到了意料之外的禮物，一份很難看的禮物——癌症。之後的四十年，我們就一直聊生命，談健康吧。」聽我說完，他也嘆出了一口氣：「對，我們還要再活四十年。」

自此，當初意氣風發的壯年，積極向上，定期聊人生、聊理想的友人，突然變成了同病相憐的病友，開始討論癌症、化療、該如何活下來。人生無常，就像突然斷電了，突然下雨了，無法控制。這是年輕時的我們、處於順境時的我們從未提及的話題。我們都一直單純地想著如何實現理想，都一直單純地認為人老了才會有病，沒想到才四十出頭，就要開始認真考慮如何能活下來，如何能多活幾年，如何珍惜當下。人生殘酷。

羅曼．羅蘭說：「世上只有一種英雄主義，就是在認清生活真相之後，依然熱愛生活。」

得知有一種美國化療藥物可以治療他的病症時，我非常高興，鼓勵他一定要堅持下去。作為朋友，作為病友，我相信醫療技術就是一種希望，我希望他能堅持治療，因為我希望，也相信我們至少還可以再聊四十年。

在我手術一年之後，也是帥帥剛剛做完所有治療後的今天，很高興收到他發來的微信：「從今天起，用鬆、靜、順、隨。共勉。」我看到了走出困境，重新開始新生的戰友。

完善的復健中心

全面、完善、細緻
且針對癌症病患的全套康復計畫，
以及家庭的全方位援助，
將會對癌症的康復產生意想不到的效果。

癌症復健中心「春天裡」是一家著名的慈善機構，專門為癌症患者提供康復訓練和心理支援。在大多倫多地區有四個辦公地點，離我家很近的這家是被工作人員稱為「最美，最溫馨的家」，第一次來到這裡，我就被深深吸引了。

這是一棟安靜的白色獨立小樓，一共有三層，坐北朝南，門前沒有門牌號碼，沒有任何標識，私密而靜謐。小樓的南側有一面湖水，說來奇怪，這片寬闊的水域並沒有跟安大略湖接壤，彷彿是老天特意在此安排了這片水景。這塊水域已成為加拿大鵝、野鴨、水鳥常年嬉戲的地方，經常會有幾十隻加拿大鵝大搖大擺穿過馬路，來到這裡休憩。

推開古銅色的大門，志工熱情接待並帶我一層層參觀。接待室不大，但布置得非常溫馨，色調搭配極好。最美的是窗外的景色，那一潭池水瞬間映入眼簾，幾隻加拿大鵝悠閒地在湖邊散步，遠處河水中，還有幾十隻鵝排隊在水裡悠閒散步。內心頓時安靜下來，溫暖而愜意。這裡所有房間都面向湖水，這也是復健中心最讓人感到舒適且吸引人的地方。

一樓的開放式廚房讓人彷彿回到了家，來這裡的所有病患及陪同的家屬、朋友，都可以免費品嘗桌上的茶點、咖啡、茶水，可以聊天、休息，還可以自己動手做飯。隔壁那間最大的會客廳，平時是氣功課和冥想課程的天地。二樓有一間鋪著舒適地毯的圖書室，分為幼兒區域和成人區域，可以躺著、坐著、靠著，以任意舒服的姿勢看書，看窗外景色。挨著圖書室的房間分別是音樂、鼓樂和藝術療癒室。地下室與大自然接壤，直通戶外草坪和那池湖水。一對一體能復健訓練、瑜伽課都在這裡。如果病患帶著孩子來上課，地下室有專門的兒童復健中心開放給孩子們，還有專門的志工負責看護。

這裡的療癒課程分類細密且種類繁多，為了便於記憶，我把它們分為兩類。一類是不用報名，只需記住課程時間表，提前十分鐘到場就可以參加的課程，如氣功課、冥想課、瑜伽課。因為涉及癌症病患的體能問題，所以瑜伽課還分為癌症治療期間和治療之後課程。另一類是需要報名的，如為期二十周的一對一個人體能恢復訓練，大約每兩個月一期的音樂、藝術、鼓樂、寫作、療癒之旅、烹飪療癒課等。由於人數有限，需要提前報名，排隊等通知，方可上課。除此之外，還有癌症家庭的團體支持性治療、兒童患者的活動和父母支持，以及重返工作崗位之前的特殊幫助等。

最令人意想不到的是復健中心裡所有課程全部免費！待我填寫好資料，並由家庭醫師簽字同意之後，我就在這裡開始了我的療癒之旅。內心的感動溢於言表，多棒的復健中心，多好的服務！

這是在癌症復健方面健全而完善的社會體系，麻雀雖小，樣樣俱全，全部免費，需要多麼龐大而完善的慈善體系支持才能做到。我也相信，如果我能參加到各種復健訓練中，將會獲得意想不到的效果。

藝術療癒是個沒有評價的美麗世界

藝術為人的身體、心理、情感和精神的療癒提供了一塊淨土。這裡的作品沒有好壞，沒有對錯，沒有評價，隨著潛意識流淌，在藝術的療癒中每個人都看到了自己，也都變成了藝術家。

之前，我經常在家裡畫曼陀羅來紓解情緒，也教授別人如何透過繪畫來緩解情緒。我知道，在沒有精神科醫師指導的情況下，藝術治療可以是一種自我療癒的方法，借助圖案、顏色等將埋藏心底的情緒與感受抒發出來，透過創作及作品呈現，釋放和重新認識自我，這在精神康復的層面上可以產生正向的輔助作用。但是當我真正走進藝術療癒的課堂，才發現藝術療癒的神奇和偉大。

我第一次走進藝術療癒教室就有種情緒從心底流洩而出。艾妮老師是加拿大頗有名氣的藝術治療師，她說話總是輕聲細語卻又滲透出一股力量，在我的耳邊娓娓道來。她指著牆上愛因斯坦的一段名言，開啟了繪畫療癒課，「The intuitive mind is a sacred gift and the rational mind is a faithful servant. We have created a society that honours the servant and has forgotten the gift.」（直覺是神聖的禮物，理性是忠誠的僕人。我們創造了一個崇尚僕人、卻忘記禮物的社會）。我知道，我們已經習慣用頭腦去想東西，忘記自己的心很久了。這神奇的藝術療癒課將讓思維和身體達成一致，開啟我用身心去感受的療癒之旅。

老師讓我們用十分鐘的時間去畫一棵樹，來表達自己，不要透過大腦思考，就是跟著自己內心的感受畫出來。然後看看自己最想做樹的哪一部分，把自己想說的話寫下來。當我畫完我的樹並掛在牆上，向同學講解我的畫時，老師笑著輕輕說了一句：「你畫的樹非常漂亮，非常健壯，你是個非常陽光的人，如果你能把樹根延伸出來，與大地及土壤相連，找到你在這裡的支柱，你會更有力量。」

老師話剛說完，我的眼淚就流出來了。我的思緒一下子被拉回我來到加拿大的這兩年時間裡。在這個陌生的國度裡，只有我和兒子為伴，比起在中國豐厚的人脈資源來說，在這個全新的世界裡我一無所有，「重新打拚」成為我的生活寫照。

身為北京人，天生的優越感一直蘊含在我的血脈裡。我們會評論外地人來北京的種種優缺點，看到生活艱難的「北漂」故事也會潸然落淚，但是直到現在，直到此刻，我才更加領略和感受到那種沒有根、沒有支柱的感覺。比「北漂」還要悲慘的是，我們從語言、文化背景、飲食習慣到生活方式上完全不同，就像海洋中的一個漂流瓶，不知道將去向何方。想到這裡，一種孤獨感油然而生。

老師的這些話，讓我想起，這兩年中，我平時最喜歡畫大樹，但是所有樹都從不畫根。現實生活中，雖然我一直努力生活，但其實我一直看不到方向，找不到支柱。於是我拿起筆在畫的底部加了大地，加了土壤，還給大樹加了根。瞬間，我彷彿看到了我在加拿大接下來生活中的方向。

我曾經一直怨嘆我的努力，我幫助別人，可是卻得了癌症，我碎碎念那些舊傷，在我心裡還是不能跨過這道坎。這位教了十二年藝術療癒的老師說：「你要知道，身心療癒過程是漫長的。」是啊，她說得對，我太急躁了，我需要相信這個過程，這是一個神奇的療癒過程。而現在，我知道在這條療癒之路上，我必須始終堅定，只有堅持下去我才有希望，如果放棄就什麼都沒有了。那堂課是一次療癒，我喜歡這個課程。

說來奇怪，不論放化療、療癒復健，每次我遇到有關治療的事情，我下意識第一個想到的都是全面了解這些細節，學習方法，未來如何在中國傳播，如何幫助其他人。這種下意識也許就是冥冥之中我的使命，交流，傳播，助人，助己。天將降大任於斯人也，必先苦其心志，勞其筋骨。當我把我的想法告訴老師時，她笑著說：「幫助別人是對的，但你別忘了自己啊，先幫助自己最重要。」是啊，她總是提醒我任何時候都別丟了自己。

艾妮說：「Age does not change our need to express emotions. Art making has a place in the healing process for everyone’s physical, mental, emotional and spiritual well-being.」（年齡改變不了我們表達情感的需要。藝術表達為每個人

的身體、心理、情感和精神福祉的療癒提供了一塊淨土）。

每堂課老師都會運用各種不同的藝術技法來授課，比如剪紙繪畫、水彩畫、油畫、水粉畫、蠟筆粉筆畫、雕塑、陶藝等幾十種五花八門的方法，但不論什麼方法，作品都是從心裡發出來的，而不是從頭腦中產生的。這裡的作品沒有好壞，沒有對錯，沒有評價，只是隨著潛意識流淌，在藝術的療癒中每個人都變成了藝術家。

術後復健，又離健康更進一步

化療期間，身體會非常虛弱，散步是最好的運動。
或者，做做體操又或在床上練習呼吸、伸腿、拉筋都是不錯的選擇。
運動可以使免疫系統愈來愈強壯，身體愈來愈健康。
當頭髮、睫毛開始生長的時候，心也會開始重新打開。

參加復健中心的一對一復健訓練之前，教練專門把我帶到一個房間裡，做了各種身體檢查，詳細詢問我生病的前後情況，以及用藥情況。大約一小時之後，教練訂出了一套針對我的訓練計畫，初期每次有六項運動，每次一小時，一周兩次。十一周之後根據我的身體狀況再做調整，整套康復訓練持續二十周。

第一次上課，在一個小時的時間裡，我做了六項運動，每一項都讓我累得精疲力竭。比如說在彈跳床上左右腳踏步走，教練讓我做三分鐘，但是三十秒我就累得抬不起腿了。比如手臂自行車訓練，就是轉手畫圖，順時針轉兩分鐘，逆時針轉一分鐘，咬著牙轉了一分鐘就想放棄了。每項運動結束之後，都會做心跳和卡路里的檢測。

週一和週三早上，我都會去復健中心，進行一小時的鍛鍊。週一回來下午睡了兩個多小時都還睡不醒，週三回來肌肉酸痛。我看見一個年長的爺爺，據說化療第三次了，可是他運動起來比我有活力多了。每次做完一項運動，我都會喘氣，趕快坐下休息，或者問教練，我感覺血液向上沖頭是否有問題。教練總是笑我，並且安慰我：「沒關係，注意呼吸，休息一會兒就好了，然後再繼續。」健身中心有一名志工，教練會囑咐志工專門看著我，鼓勵我，讓我非常感動。

要知道，自手術之後，我基本以坐臥為主，每天從自家一樓爬樓梯到二樓之後，都要躺在床上休息一會兒。這樣的運動量對於我來說的確是太大了。教練說，化療期間身體機能下降，體能訓練是為了保持肌力，使機能逐漸恢復。如果不運動，身體機能會愈來愈差。艱難的一個小時訓練，讓我覺得自己精神狀態不錯。我認為，其實外國人這些復健方法最主要的目的，是提高我們生活品質和生活的信心。

體能訓練因人而異，很多外國人都是在化療期間就開始了。雖然我是在化療結束後才開始，但對我來說，體能訓練強度還是比較大。運動是必要的，但不能太累，選擇適合自己的運動方法最重要。一般來說，化療期間及結束初期，身體非常虛弱，散步就是最好的運動。早晨我喜歡去森林散步，感覺一天比一天好，走的路也一天比一天多了，從每天走幾步路到走幾十步，從走四十分鐘到走一小時，每天進步一點點。如果實在不想出門，聽廣播做做體操，或者在床上練習呼吸、伸伸腿、拉拉筋都是不錯的選擇。

當看到頭髮、睫毛開始生長的時候，我的心也開始重新打開，沒有邊界，無憂無慮。我知道，我的免疫系統愈來愈強大，我的身體愈來愈健康。

活著就是最大的幸福

當徹底告別化療，那個對於活著的人來說最痛苦的時期，感覺自己就此徹底解放了，放鬆了，心打開了，開朗了！再去看悲傷、痛苦、不悅、人與人之間的衝突時，都會覺得那也是人生的一道風景。

歷經了六期化療，身體已經疲憊不堪，走幾十公尺的路都會覺得特別漫長，腿酸得要命，晚上連翻身時都覺得腿部肌肉疼痛。於是我讓自己放鬆下來，然後與疼痛對話。它告訴我：它是在跟藥物作用戰鬥。好吧，感謝我的身體。當我對著鏡子看自己的眼睛時，眼神裡會透出一絲憂鬱，我看著鏡子中的自己，告訴自己：「我知道自己現在狀況特別艱難，所以我要更加深愛自己，善待自己，健康、快樂地生活。」

二〇一六年八月十九日是我最後一次化療。那天，爸爸媽媽都來陪我。當最後一滴紅色藥水流進我的身體，當護理師拔掉了紮在我手臂上的點滴，我知道，化療的痛苦終於成為過去。

護理師大聲笑著對我說：「恭喜你親愛的，一切都結束了！」與此同時，周圍的鄰座的還在做化療互不相識的病友不約而同對我說了句：「Congratulations!」（恭喜你）並舉起他們的雙手報以祝福的掌聲。在大家的祝福聲中，我走向安置在牆壁上的幸運鈴鐺，激動地、拚命地搖響那個漂亮的銅鈴。清脆的鈴聲是那麼的動聽，響徹雲霄，那是對過去的告別，也是對未來的祝福。

我興奮地舉起雙手，去擁抱在場給予我祝福和掌聲的護理師。這時，有兩位我根本沒見過的護理師特意走過來跟我說：「親愛的，我想抱抱你可以嗎？」「可以啊，太可以了，我太需要擁抱了！」素不相識要求擁抱的護理師，令我溫暖、感動。擁抱是那麼溫暖，那麼親切。媽媽替我錄影，爸爸幫我照相，那一刻我就像個明星一樣閃亮。再次回頭看了一眼治療中心，我告訴自己，永別了，永遠不再來這裡。

走出醫院大門，感覺心一下子被打開了，徹底亮了，沒有任何負擔了。幾個月來，我一再調整自己的狀態，覺得還不錯，但其實每次治療前都會有莫名的煩躁感。而那天完全不同了，我知道自己已經徹底告別化療，那個對於活著的人來說最痛苦的治療方式，感覺自己就此徹底解放了，放鬆了，可以沒有任何負擔地開始新生活了。心情，心情，還是心情，心開了，一切就都好了，希望我能一直保有這種心打開的感覺，勇敢、高興地去擁抱新生活。

回到家裡，躺在床上，最大的感受就是開心、快樂。一想到「快樂」這個詞，就突然想起了我的學生們，眼淚流下來，跟他們在一起真的是我最快樂的時候，他們永遠愛護我，支持我，陪著我，那是無條件的愛。於是我寫下了這段話：「每年的教師節都是你們給我驚喜、祝福和快樂。今天我要在這裡表達對這麼多年你們給予我無條件的愛的感謝。」

記得兩年前，心理治療師讓我感受「快樂的感覺」，我突然想到了你們，眼淚一下子就流出來了，我知道那是內心深處沒有任何藉口和隱藏的最真實的快樂。我生病的事情，我只告訴了你們和我的家人，而你們更是給了我意想不到的愛與支持，讓我可以堅強地與疾病戰鬥。這個班級，是我現在唯一和外界保持聯繫的管道，不論你們是否發聲，在我心裡我知道你們一直都在陪著我。

我是學生裡第一個體驗過生死的人。經歷之後我真心想告訴你們我現在的感受：「活著就是最大的幸福！」當我再去看悲傷、痛苦、不悅、人與人之間的衝突時，都會覺得那是人生的一道風景。人作為世間的高等生物，最大的幸福就是可以看到這一切，有思想，能體會。

感受當下，感激生命中所有遇見的人和事，將會看到人生有太多的美好，不論你們現在是單身，還是上有老下有小，不論你們是自己當老闆，還是在公家機關、一般公司工作，不論你們是在中國還是在國外，你們都有機會去選擇自己的夢想，人生沒有束縛，所有的束縛都來自你們的心。打開你們的心才能開心。

祝所有人都學會愛自己，愛身邊的人，愛這個世界，幸福地生活下去。

我愛自己，我愛你們。謝謝你們！

付出比獲得更快樂

感謝在我治療期間，癌症中心及那麼多志工給予我的幫助。治療結束，我向癌症中心捐款表示感謝。當收到回信之後，我的心因為這封感謝信變得溫暖而柔軟。我為這份小小的貢獻對別人有所幫助而感到幸福！

經歷了二十一次放療，二〇一六年十月十八日，是放療的最後一天。放療做完，我走向標誌放療結束的小喇叭，這也代表癌症的輔助治療全部結束。我用力壓響那個皮質小喇叭，同時閉上眼睛去享受那汽笛般的聲音穿過我的耳膜，響徹我的心扉，照亮我的天空。

當我睜開眼睛時，我看到孩子的爸正在笑著給我拍照，病友和醫護人員不約而同地笑著看著我，有的為我鼓掌，有的向我做出勝利的手勢，那一瞬間我的眼淚差點流下來。是的，一切都結束了，我剪斷了紅色和白色兩支手環，這代表了與癌症訣別。我看到了心中的那道彩虹，雨過天晴了。

全部治療結束之後，我第一個想到的就是應該捐款給癌症中心，表示對他們的感謝。之前在中國，由於工作關係，我於九〇年代就開始參與各種捐款，像是希望小學、救助兒童、重大災難，每一次我都做出自己的貢獻。但是說實話，每次捐助物件到底是給誰，錢是怎麼花的，我就不知道了。這次捐款確實有點與眾不同。

我先去銀行開了一張支票，但沒有匯出，而是要回家寫封信之後，再一起郵寄出去。

親愛的癌症中心員工：

作為一個新移民，當我剛剛充滿希望，要開始加拿大的新生活時，癌症先敲響了我的門。除了兒子之外，我沒有任何親人在這裡，我的生活一下子變得非常困難。然而我又是幸運的，因為有你們的幫助！

在我治療期間，我非常感激癌症中心及那麼多志工給予我幫助。是你們用金子般的心照亮了我，溫暖了我。志工告訴我，癌症不是世界末日，我仍然有希望，正是他們的鼓勵和愛給了我生存的希望和勇氣。我的捐款雖然很少，卻代表了我的心意。我希望將來能盡我所能幫助更多的人！

祝所有人健康、平安！

再次感謝你們！

兩周之後，二〇一六年十一月十八日，我收到了一封感謝信。

親愛的：

請接受癌症中心對你慷慨支持的衷心感謝！

癌症中心基金用於所有類型的研究，提供有關癌症、風險降低和治療的全面和可靠的資訊，以及為癌症患者和家庭提供支援。

安大略省每年有新增五萬九千五百個癌症病例。但是好消息是，我們正研究如何對付各種類型的癌症。這其中如果沒有你們的捐助是不可能的。你是連接昨天的基礎與今天的發現，以及明天的勝利的重要和無價的環節。

再次感謝你對癌症發展給予協助！

癌症中心總裁兼CEO

Lynne Hudson

就這樣短短的一封信，我的心因為這封感謝信變得溫暖而柔軟。我心裡特別驕傲，為自己的捐款行為而自豪！我心裡特別高興，為這份小小的貢獻對別人真的有所幫助而感到幸福！這份幸福來自幫助他人之後的驕傲和快樂！

帶著溫暖，踏上新旅程

如果每個人都能在他人身處困境或不開心時伸出援助之手，
我相信在溫暖了他人的同時，
也會溫暖自己，
然後，整個世界也會變得溫暖起來。

十一月十五日，去沃爾瑪買完東西，我們看到有一對華人夫婦正從購物車裡把洗髮精、牙膏、生活必需品一件件順序放進雙肩背包裡。我立刻明白，他們應該沒有車，需要走路回家。看到那麼多物品，我有些心疼地問：「要不要送你們回家啊？」夫婦倆有些驚訝地看著我，笑笑說：「沒事，我們就是來看正在上大學的孩子，住兩個月就回國了，現在每天散步來超市，幾公里的路就當作是鍛鍊身體。」當反覆確認他們不需要幫助後，我們走出了商城，卻看到他們兩個人互相幫助背上背包，男人手裡還另外提著兩個很重的大袋子。我忍不住再次說：

「沒事，我送你們吧，這些東西太重了。大家都不容易，我們剛來的時候也是這樣，沒車寸步難行的日子我們都經歷過。」與我同行的孩子的爸更是盛情邀請，堅持要送他們回家，夫婦倆這才高興地坐上了我們的車。

我們送他們回到家，天色已黑，兒子還在家裡等著吃飯，一進門我就把剛才的「光榮事蹟」告訴了兒子，興奮之情溢於言表。

說來也巧，晚上我就看到了一部美國五分鐘短片《One Day》。導演用一個完美的長鏡頭，詮釋了在世間愛是如何在人與人之間傳播，直至改變世界的，看完後讓我立刻想起我在加拿大所經歷的溫暖。

公車司機的溫暖

記憶的思緒把我拉回到五年前第一次到加拿大旅行。

加拿大的車站是沒有站牌的，馬路邊只是有個小杆子，上面掛著汽車公司的小招牌，根本看不出是哪路公車，要往哪裡去，乘坐公車出門的人都有份交通路線圖和時刻表。

某日，我帶兒子去沃爾瑪買東西準備乘坐公車回家，來到我們下車時的車站卻找不到我們要乘坐的十一路公車，見一輛公車進站，我便問司機我要找的車站在哪裡。司機給我指了一個看起來很遠的方向，頂著烈日，我帶著兒子順著那個方向邊走邊問路人車站在哪，卻沒有人知道，因為所遇之人平時都是開車出門，很少乘坐公車。

這時只見一輛公車開過來，突然停在我們面前，車門打開的一瞬間我停頓了一下，猶豫著問司機這輛車是往哪裡開的。司機示意讓我們上車，然後問我：「你們是不是在找我的車啊？剛才那個司機透過無線電告訴我了，我就是來接你們的。」然後他又指著馬路對面的站牌介紹周邊車站的位置，之後他才啟動車輛。

這一連串的話讓我有些迷惑，我和兒子面面相覷，初來乍到，英語聽力實在不能保證是否有正確理解對方的話，於是我問兒子：「這車真是來接我們倆的嗎？」兒子笑笑說：「我是聽他這麼說的，真不可思議啊！」

我公公生病出院後我們去超市買東西，推著政府送來的輪椅，輪椅上放著買回來的生活必需品。正走在馬路上的時候，有輛車從我們身邊經過，突然這輛車又倒了回來，司機搖下窗戶問：「需要我送你們回家嗎？」這突如其來的問題，令我驚訝、不知所措，我笑著說了聲：「謝謝，不用了。」看著離去的汽車背影，心中感慨萬分，激動萬分，這就是加拿大陌生人之間的友善和溫暖！

兩年前，我定居加拿大，買了車，出門方便多了。某日家裡老人給我打電話說，看上了放在路邊的四張花園用座椅加茶几，要我去路邊把東西撿回家（加拿大每個月有一到兩次扔家具的日子，就是每個家庭會把閒置物品放在家門口，誰喜歡就可以拿走）。我趕到那裡，看著漂亮、完好無損的家具，說明書和零件還特別放在一個口袋裡封好，心裡卻開始煩惱，因為我的車太小了，根本裝不走這麼多東西。

就在我們猶豫之時，這家主人從屋裡出來，看我們搬運有困難，執意要開著他的車幫我們把東西運回家。當我不知道如何感謝他的時候，他說：「我不要任何禮物，只希望你好好享受你的生活。」這句輕鬆平常的話語，在我心裡暖暖地滌蕩。

路人的溫暖

冬日的午後，我在車裡一邊曬太陽，一邊等朋友。溫煦的陽光暖暖地照耀著我，我就趴方向盤上開始閉眼冥想。正入神的時候，突然有人敲窗戶，我抬頭一看，一位外國人站在我車邊，用焦急的語氣問我：「你還好嗎？你沒事吧？」眼睛裡帶著一絲焦慮。「沒事啊。我很好啊！」我笑著說。外國人繼續說：「你沒事就好，我以為你不舒服。」我笑了，回想著剛才的情景，我猜她是怕我出事，所以急切關心我。一份溫暖從心底、從胸口蕩漾開來，以寒冷冬天著稱的加拿大養育了如此溫暖的加拿大人，他們又把這份溫暖傳遞給了我。

加拿大還有一群員警，他們每天在街頭巡邏「抓」小孩，專門抓表現良好的孩子，抓到就給他們開單子，用「讚美單」鼓勵他們的良好行為，比如背著書包走斑馬線過馬路，騎自行車戴安全帽，甚至還有按時完成作業的小朋友。這項活動是一位工作二十八年的加拿大皇家騎警於二〇〇二年創立的，截至目前他們已經開出上百萬張讚美單。小小的讚美單對於孩子們來說是極大的鼓勵、最高榮譽和讚賞，是他們作為好孩子的見證，讓孩子們覺得每個人都值得鼓勵，他們願意讓兒時好行為成為成長道路上的好習慣。正是這種潤物細無聲的教育，傳遞著員警與孩子們、人與人之間的溫暖和友善。

在我心底，我知道我帶給別人的溫暖是被別人傳遞過來的，如果每個人都能在他人身處困境或不開心時伸出援助之手，我相信在溫暖了他人的同時，也會溫暖自己，然後，整個世界也會變得溫暖起來。

第六章

重建

——塑造全新的第二人生

我們的生命經歷，完全是我們自己造就的，
我們的一思一念都在創造未來。
就在「當下」做一個全新的開始吧，
在我們的世界裡一切都好。

————露易絲·賀

請信任醫師

我真心希望，我們的社會能夠在醫病之間多一分理解，對醫師多一分信任。

當生病必須求助醫師時，那就選擇信任醫師，相信醫師會給予更好的救助。

如前所述，在加拿大看病，每位病患都會被安排在一個專門的診間與醫師見面，在那個私密的空間裡，每個人都被賦予尊嚴，如果沒有得到當事人同意，病患的病情和祕密就只有醫師知道。醫師相當尊重病患的隱私。

就拿檢查乳房來說，醫師進到房間之前，病患都會穿上專門的衣服，有個小細節是當醫師檢查單側乳房時，會用衣服把另一側乳房遮住，只把檢查的部位裸露出來。而且每一次看病，醫師都會耐心解答所有問題。

雖然看病免費，但如果你想做個檢查，像是超音波檢查，可就沒那麼容易了，每種檢查醫師都會慎重處理，因為政府不能隨便替你買單。你說你有錢，想做個超音波檢查一下，對不起，沒人給你開單子。

朋友老爸心臟要動手術，連在家裡走路隨時都會有生命危險，但是也要等三個月才能住院，因為加拿大沒有私人診所，動手術要排隊，即便有錢也看不了病。還有個朋友在加拿大生孩子，下午四點因疼痛難忍請求醫師給打無痛分娩針，但是因為麻醉醫師下班了，直到她生完孩子也沒有用上麻醉針。這種場景在中國是根本想像不到的。

於是，回國之後，第一件事我就是去醫院做了個全套體檢，預約各種超音波檢查，很高興我終於能自主看病了。

在擁擠不堪、人山人海、滿臉焦慮的病患間穿梭，我心裡卻很高興，總算見到這麼多人，覺得很親切，也很有安全感，自己不孤獨了。但是超音波檢查卻讓我有些不適應，也許是在加拿大經歷了很長一段時間的治療，我已經習慣了那裡的環境，所以猛然再走進我們的診間便多少有些不習慣。

我做了心肝脾胃腎的超音波檢查，年輕的男醫師示意我躺下，一邊檢查一邊跟身邊的醫師聊天，因為我一切正常，很快就檢查完了，就在我下床整理衣服的時候，醫師叫了下一位病患，一個中年男子瞬間就站到我面前，我尷尬地穿上外衣就跑出了檢查室。

接著，我做了婦科超音波檢查。醫師剛開始檢查，就有個病患進來，站在我旁邊等著檢查，醫師勸了她半天好不容易出去了，又進來一個護理師站在一旁看著聊天。

乳腺檢查的醫師我認識，他檢查很快，態度也很好，但是超音波檢查就只用了一分鐘，我問他情況，他說沒事，所以才快。接著就招呼外面排著長長隊伍等待的下一個病患。

做完所有檢查，一切正常，本應該很高興，但我卻沒有想像中的興奮，隨口跟同行的朋友說了一句：「這看病也太快了。」我的話才剛說完，一個走在我前面的年輕男醫師回頭看了我一眼，我知道，他對我說的這句話有意見。他的視線，讓我下意識換了個角度去看我今天的經歷，於是另外一句話從我心底冒了出來：這裡的病患確實太多了，全國各地的病患都往北京最好的大醫院跑，期待靈丹妙藥解憂解患，醫院擁擠是必然的。為了滿足病患看病的基本需求，醫師每天忙得沒時間喝水，沒時間上廁所，所有醫師護理師都是忙得團團轉，他們真的太辛苦了。

有一件事特別讓人感動，二〇一七年一月二十七日（大年三十），在出勤中犧牲性命的一名員警，他的妻子是名護理師，得知先生受傷後卻沒有立刻離開醫院、離開崗位，她說：「我走了病患怎麼辦？病房不能沒有護理師。」直到接班護理師趕到，她才趕去先生的出事地點，連最後一面也沒見上。我們的醫護人員的確讓人敬佩。這就是我們中國的醫護人員，必須給他們大大的讚，讓我打從心底敬佩他們，說實話，這情形在國外真的少見。

想當初我在醫院手術，從手術主任到護理師，都對我照顧有加，讓我在單人病房住了快三個星期。期間有病患要求加價住進我的病房，主任沒有同意，直到我的傷口癒合了差不多我才出院。那時，我對醫師沒有太多感激，還覺得應該等待傷口完全癒合才能出院。當醫師再三勸我要在手術後儘快繼續治療時，和眾多病友一樣，心裡一直隱約認為醫師都是為了騙錢，為了業績，所以才要讓病患做放化療，亂吃藥。現在想想，那些謠言都是對醫師的褻瀆，真是應該好好感激醫師們，因為有他們的專業救治才有了我今天的康復。

大多數醫師都是認真負責的，只是病患太多，醫師已經犧牲了喝水上廁所的時間，實在擠不出再多的時間去看更多的病患，有時看病快是情有可原的。而且大多數醫師都是根據專業經驗為患者負責治療的，只是過去有些事件造成了我們的心理陰影，讓我們本該相信的醫師被蒙上了騙錢的面紗。

我真心希望，我們的社會能夠在醫病之間多一分理解，對醫師多一分信任。當生病必須求助醫師時，就選擇信任醫師，相信醫師也會得到更好的治療。

癌症病患為什麼會感到悲傷？

癌症病患的悲傷感是一種正常的身體反應。眼淚是排毒工具，哭出來可以排除身體毒素，這是好事。想哭就哭，想睡就睡，不要憋著，這樣才能儘快恢復起來。

西醫用機器說話，用資料和圖表告訴我現在一切正常，中醫透過望聞問切便知天下，於是我請中醫師幫我再診療一下。中醫師依然是雙手搭脈，我輕輕閉上眼睛，信任地等待醫師的結果。診療結束，醫師笑著對我說：「你身體現在沒有任何毛病了，只是血液有些髒，應該是化療藥物的雜質還沒有代謝掉。不過，你放心，我們有辦法把毒素對身體的傷害降低到最小。」

「那有什麼好辦法呢？」我問。醫師繼續解釋，放化療的藥物已經在身體中沉澱太多破壞性的毒素，康復期間不建議再使用任何藥物，包括中藥。藥是三分毒。現在身體需要的是休息和代謝，恢復免疫功能。因此我的藥方是：

- **每天想睡就睡，不要計算時間，聽從身體需要。**
- **每天多吃蔬菜和水果，為了多吸收纖維營養素，建議榨汁服用。**
- **適度運動，每天可以散步，做伸展運動；但不要感到疲勞，最好每隔一小時閉目養神五分鐘。**

「我學過心理學，有很多老師一直在幫助我，自己也用了很多辦法來調整自己的心情和狀態，但是說實話，為什麼獨處時我總是感到有些悲傷，總是莫名地想哭呢？這也是為什麼在全部治療結束後，我執意要回到北京，因為我身體裡的悲傷感出不去，我需要幫助。」

說到這裡，我再次想起當我與鏡子裡的自己對視時，看到眼睛背後的那絲淡淡的憂傷。

記得鼓療癒（Druming Therophy）課堂上，老師問我們：「得了癌症以後，你們最大的感受是什麼？angry（憤怒）？」當這個問題被拋出後，一個同學敲響了手邊的鼓，去描繪和表達那份angry，那是一份angry背後的悲傷和無力。一位外國人解釋她鼓樂聲中的感受：「是的，我們都發自內心地感到悲傷，為自己悲傷，感歎命運的不公，感慨經歷治療的種種艱難。但是很幸運的是，我們活過來了。」她的一番話，讓在場的很多人都流下了眼淚。我想，這應該是大多數癌症病患最真實的共同感受。

醫師沉默了一下，然後若有所思地說：「過去我們在臨床中看到很多癌症病患會有憂鬱症狀，我知道很多病患都有這種感覺，或者動不動就哭，特別容易流淚。可能他們說不出來，而你因為有心理學經驗，能夠體會到身體內在的感覺。在我看來，那不是抑鬱，那是人的身體在經歷了藥物和治療的痛苦，在經歷大磨難之後本能的一種反應。眼淚是排毒工具，哭出來可以排除身體毒素，是好事。所以你現在想哭就哭，想睡就睡，不要憋著，無須故作堅強。這樣你才能儘快恢復起來。」

醫師讓我坐直，在我的背後用一種特殊的針順著我的脊椎兩側做了一些點撥，我的眼淚瞬間就流出來了。說來奇怪，從那天開始，彷彿我的身體聽懂了醫師的話，或者說醫師的話讓我的身體找到了志同道合的朋友，一下子變得輕鬆起來，悲傷感逐漸褪去。

親友的陪伴溫暖了悲傷的心

治療之後的半年裡，需要靜養，需要調心。而整個康復過程需要一至兩年時間，要一直保持「鬆、靜、順、遂」的狀態。所以癌症病患康復過程仍然需要家人、朋友的陪伴和關愛。

回到中國，回到父母、親友身邊，我的身心立刻感到熱烈的溫暖，融化了那顆一直泡在傷感孤獨裡透著絲絲涼意的心。

化療期間，爸媽一直悉心照顧我，以至於化療期間我的體重都在增加，但自從爸媽離開後，我的體重有點下降，我知道這是因為我的飲食品質不佳造成的。回到北京，老媽見到我第一句話就說：「瘦了沒關係，回家就好辦了，我幫你做飯，你好好吃飯，兩星期就可以胖回來。」我笑中帶淚地躺在熟悉的床上，我回國前爸媽早早就把我的房間收拾好，買了新床單，被單上還帶著被陽光曬過之後的味道，那是一種熟悉的暖暖的味道，那是家的溫暖，我閉著眼睛，去體會和享受那份親切。

第二天一早，老媽帶我去樓下飯館吃早飯。還沒進飯館大門，我就相當興奮，居然可以去飯館吃早點，簡直太方便了。在國外，別說早點了，買菜都是難題。化療期間，因為爸媽不會開車寸步難行，買菜實在不方便，加拿大的華人朋友們輪流帶我爸媽去中國超市買菜，或者給我們送東西。老媽要分配食材，安排在朋友送來下一批菜之前還能有得吃。

自從我生病以後，爸媽徹底想開了，再也不吃剩菜剩飯，捨不得吃喝了。老爸說：「政府給我們退休金就是安享晚年的，我們要學會享受這退休生活。你現在沒薪水，爸媽養你，千萬不要為生活發愁，爸媽現在好好活著就有退休金，養得起你。你就安心休養，想吃什麼爸媽買給你。」回國之後，每天爸媽都買最新鮮的食材，不問價錢，想吃什麼就買什麼，物質極豐富的世界讓我心裡樂開了花兒。一個字：美！

知道我回國休養，佳佳、阿榮和小白分別定期把我接到她們家裡去。佳佳、阿榮不但要做飯給我吃，照顧我，還要照顧剛上小學的孩子，還要上班，實在忙不過來。大學同學小白就把我接到她家裡長住下來。

小白的女兒「小魚兒」特別騰出了自己的公主房讓我住，小魚兒則和父母同床而睡。粉色的公主房貼滿了漂亮的牆貼，閃亮的小鑽石，絨毛玩具，各種書籍整齊地擺放在房間一角。

小魚兒還把她櫃子裡各種小女孩的頭飾、髮夾、精美擺飾一一展示給我看。兒時玩具匱乏的我從沒有見過這麼多好東西，觸摸著小女孩的那些寶貝，心裡覺得很滿足。

和小魚兒一起組合樂高冰雪奇緣系列，一起讀書，一起給家裡的小狗、小老鼠餵食，一起摘新鮮的食材。有小魚兒的陪伴，讓我人生第一次有了當小公主的體驗，短短幾天，彷彿一下子填補了兒時內心的那種缺失。

小白每天都會從網路上買蔬菜水果給我吃，無意中我看到她買的葡萄、哈密瓜貴得離譜，說：「這不是搶錢嗎？這也太貴了吧？我不吃了。」小白說：「你別管，這些蔬果對你有好處就行，比吃藥，吃外食有營養就行。」她還在屋裡種植了新鮮蔬菜，有生菜、冰草、香菜、番茄等品種，每天清晨，我都會摘各種蔬菜，有時不洗就直接放進嘴裡吃了。天氣好的時候，小白就帶我去植物園、圓明園、清華園裡散步。在小白提供的人與自然的完美世界裡，我的心一點點被打開了，亮了起來，悲傷感離我而去了，生活真美好，我很滿足。

在我最愛的大北京，在我深愛的故土，有我深愛的親友陪伴，對我來說就是最大的幸福。

真正的大病是生命的一場災難，重建也是一個巨大的生命工程，這個工程裡藥物作用只是一部分。治療之後的半年裡，需要靜養，需要調心。而整個康復需要一至兩年時間，「鬆、靜、順、遂」要一直保持下去。所以癌症病患康復過程仍然需要家人、朋友的陪伴和關愛。

面對復發的恐懼

恐懼是個膽小鬼，源自你的內心。
當恐懼被看到、被接納、被溫柔對待的時候，恐懼就會慢慢離開了。
面對恐懼的基本方法就是看見它、面對它、表達它、管理它，並且用正向的態度替代它。

當身體出現問題時我們需要找醫師「維修」，藥物的出現讓人類有機會去抵禦疾病，延長人類的壽命，所以對症服藥可以控制疾病。但是用完藥物之後，醫師的任務其實就完成了。我們自己作為疾病和健康的「製造者」，康復的責任就在我們自己身上。

無論學習過多少心理學知識，無論有多少老師幫助，無論家人朋友如何關心我們，在康復過程中，我們最終都要面對自己內心的那份脆弱和恐懼。我知道所有病友跟我一樣，在治療期間會比較相信藥物的作用，但是隨著治療的結束，

「復發」這個問題會經常從頭腦中冒出來。

我敢說九九%的病患都會有同樣的恐懼。任何一種身體上的不舒服，大腦都會帶著我們聯想到：「是否癌症復發了?」一個個負面的、破碎的記錄，種種惶恐不安的情緒時不時就會跳出來騷擾我們。罹癌經歷使我們比健康的人更容易焦慮不安，恐懼和絕望如影隨形地襲來。

從神經學的角度，在人類進化過程中，為了生存下來，我們的祖先經歷了太多的恐懼，所以我們有充足的理由警戒和焦慮。大腦最喜歡「放大過去的失敗，忽視現有的能力，誇大未來的困難」。對生存而言，消極悲觀的經驗通常更加重要。所以，我開始理解負面想法總會時不時冒出來的原因，並且特別寬容自己每天總會有那麼多想法。

我承認我對未來有恐懼，比如對癌症未來的發展，或者說對生命的不確定性有恐懼。所以我要每天去學習面對恐懼，要做這些練習，練習專注現在，關注當下。我面對恐懼時經歷了五個階段。

第一步：看見它。每當恐懼念頭出來的時候，我會下意識感受到這份擔心，這份恐懼。其實看到恐懼就是第一步。

第二步：面對它。當意識到我有恐懼之後，可能會罵自己神經病，閒閒沒事做，然後又胡思亂想。接著，我也馬上意識到：「我值得被溫柔對待，我應該好好愛自己」。試著換個角度跟自己說話：「你很可愛，那些過去的經歷延續了你的想法，沒事，慢慢來。放下那些負面思維吧，想些積極正向的詞彙和做些開心的事情吧。」

我選擇弄清楚正在經歷的想法和感受，承認這些不愉快的想法存在，而不是看見情緒後馬上用「蓋子」把它蓋上，壓下去，徹底否認。此時，我發現那種舊有的恐懼思維方式在被看到、被接納、被溫柔對待的時候，我對痛苦、對恐懼的感受降低了，恐懼慢慢離開我，快樂感隨之升高。

第三步：表達它。表達想法和感覺，以某種方式「讓它去吧」，真實表達出被壓抑的負面情緒，才是一劑最好的疏導解藥。如果有可能，可以找親友聊天或者找專業心理人士表達你的困惑和感受。情況不允許時，我大多會選擇用日記的方式把它寫下來，或者對著鏡子自我表達。因為那些我們自己都不知道的陰暗的、被壓抑的部分，在透過藝術形式，比如繪畫、音樂、寫作、電影，或者散步、運動，甚至摔打枕頭表達出來之後，會讓我們看到所有生命、所有事物的存在形式都值得被尊重。

第四步：管理它。每當「擔心復發」的想法冒出來，我看到那份擔心就像個調皮的孩子，然後我會溫柔地告訴自己：「好了，我看到你了，出來玩夠就回去休息吧。」用一種溫柔的態度去管理令人困惑的念頭和情緒。

第五步：正向替代它。用積極向上的、肯定的、正能量的陳述，代替頭腦中重複和痛苦的想法。每當浮現負面想法後，我會用更多積極正向的詞彙反覆告訴頭腦：「高高興興，健康長壽。」「我身體的每個細胞都充滿了愛、快樂和健康。」「我身體的每一份感受都是康復的跡象。」「我與宇宙的治癒力量相連接，我將遠離疾病，擁有健康。」我深信「想像」先於「存在」，我們自己就是創造這個世界的主人，所以當我的身體感到不舒服時，我願意想像這種不舒服是在提醒自己快樂的時候到了，而不是讓擔心復發的恐懼在想像中被無限擴大。

有負能量的大腦無法產生正能量的人生。如果我們每天把注意力放在積極健康的事物上，然後自然而然地接受它，吸收它，增加我們意識當中積極樂觀的情緒流動，就能使免疫系統更強大，說明我們對抗痛苦經歷，我們的身體會從這個良性迴圈中獲得獎勵。

在不斷提醒自己積極正向之後，我開始提醒自己關注當下，享受當下，去看看自己此時此刻的心境，看看自己此時此刻的狀態，看看此時此刻身體想跟我說什麼。哪怕只是幾秒鐘，讓自己安靜下來，關注當下的感覺，都會產生幸福感。

在不斷反覆練習下，我發現頭腦需要訓練，放棄過去舊有的思維模式需要時間，需要方法。基本方法就是看見它、面對它、表達它、管理它、正向替代它。化療期間，我一直在看《跟著貝爾去冒險》，這是個有積極人生觀的節目，我經常跟他們一起哭，一起笑。在常人看來貝爾是個瘋子，而那些參與節目的明星，我相信沒有一個人是想成為野外生存的專業人士，他們都是一般人，他們有更多更好的機會賺更多的錢，根本不需要受這樣的苦，但是，他們吃了蛆，吃了蟲子，喝了尿，戰勝了自己心裡不同的恐懼，「在生活裡我們對自己沒有藉口，也沒有什麼困難。」

整個過程對我來說也是個洗禮，有兩個詞時常出現在我的腦海裡，第一個詞是：「永不放棄」。在任何時候、任何困難、任何你所認為的極限面前都不要放棄。當你度過那些難關，會為自己驕傲。前方再也沒有什麼困難是可怕的。

第二個詞是：「恐懼是個膽小鬼」。那些明星各自有不同的恐懼，比如有人懼高，有人怕蟲子，有人怕老鼠等等，但是每個人都要面對那份恐懼。恐懼，它是生活唯一的真正對手，因為只有恐懼才能打敗生活，它總能輕鬆毫無差錯地找到並攻擊你。就像貝爾說：「當你正面迎戰恐懼時，恐懼就已經不存在了，恐懼只來自心裡。」其實恐懼本身也是個膽小鬼，恐懼源自你的內心。如果你能勇敢面對心中的那份恐懼，並且試著做些練習，做些改變，你會看到不一樣的、更加強大的自己。

如果我們在人生中體驗的每一次轉變都能讓我們在生活中走得更遠，那麼，我們就真正體驗到了生活想讓我們體驗的東西。在心變得強大後，回頭看那些我們曾經以為是痛苦的經歷，就會發現，正是這些困難，讓我們得到了成長；正是這些痛苦，讓我們變得堅強，勇往直前。最重要的是，永遠不要感到絕望，幸福會在下一個轉角迎接你。

面對癌症及癌症是否會復發這個難題，有愈來愈多的好消息接踵而來。二〇一七年七月，美國ＦＤＡ腫瘤藥物專家全面透過了支持諾華製藥的 CAR-T 免疫療法上市，用於治療兒童和青少年急性淋巴性白血病。使癌症變成一種常見病、慢性病和可治癒疾病。

我更願意用Facebook創始人馬克・祖克柏夫婦給女兒信中的一句話來鼓勵大家：「治癒疾病來日方長，短短五年到十年內我們會讓一切不同。」

假以時日，種子就會發芽；總有一天，你或你們的孩子將目睹我們只能想像的世界：一個對疾病不再恐懼的世界。

盼望著盼望著，春天的腳步近了。

重生後的日子怎麼過？

不是我們治癒了疾病，而是疾病改變了我們。
既然已經重生，就別毀了我們的第二次人生，好好生活吧。
我發願要為我的身體和心靈健康付出堅持，付出努力。
堅持才有希望，努力才有光明。

我們經常聽到這樣一句話：人生要是能重來一次多好啊！要是重活一次我一定不會這樣！而現在，我作為癌症患者，作為重大災難和事件的經歷者，我比常人多了一份幸運，就是我經歷了人生的重來一次。危及生命的疾病的好處之一就是，如果我們真正面對這個問題，我們就會意識到生命有限，現在可以做一些真正令人滿意和值得的事情，可以重新做出新的選擇。

就像那句話：生命中一〇%是發生的事情，剩下的九〇%取決於你如何面對它。在這之後的歲月裡，之後的每一天裡，我們如何面對生命，如何度過每一天，完全由自己決定和創造。

我想說，既然已經重生，就別毀了第二次人生，好好生活吧。所以我發願要為我的身體和心靈健康付出堅持，付出努力。

其實每個人過得幸福與否，可以看看他（她）的身體是否健康，或者看看他（她）是如何安排每天的生活。這些我們經常忽略的習慣、事情構成了我們每天的生活，決定了我們會有怎樣的人生結果。之前說了很多康復中需要注意的事情，如持續練瑜伽、進行體能訓練、散步、游泳等運動；在飲食上多吃蔬果、雜糧，保持均衡營養；擁有良好睡眠和保持二便通暢，這些我認為都是為身體健康所做的努力，與此同時我每天還要為精神健康做些努力。那麼如何為精神健康做些努力呢？

加拿大心理學醫師阿臘斯泰爾．坤寧漢（Alastair J. Cunningham）在自己罹癌之後歸納出一套完善的心靈療癒自助方法，並在醫師宣布無法治癒的轉移性疾病的病患身上發現了精神幫助的顯著結果。

他認為：雖然得到癌症是物理原因，但癌症在精神上可能有一定的意義存在，可以讓我們更深入地了解我們在宇宙中的地位。如果疾病是促進我們自我檢查的學習體驗，可以使精神層面的治療力量在我們身上發揮作用的話，那麼疾病就變成了一次精神上自我修復的機會。透過精神層面的自我幫助，有助於減少精神壓力的物理效應，並提高身體的免疫反應能力，促進疾病的癒合，同時代替了嚴重疾病可能導致的絕望，在心理和精神層面上的改變會給人帶來安心和幫助。如果持續進行自助工作，身體癒合可能會發生，即使沒有，你也會獲得更多的安心，並發現你的努力得到了充分的回報。

現在讓我們做一些簡單的練習，看看能否對精神健康自助有所幫助。在做練習之前，你可以選擇一個相對安靜和舒服的環境與姿勢，做三次深呼吸，讓自己放鬆下來，然後問自己一些問題，聽聽你身體和心裡的答案。

- **現在詢問你身體覺得疼痛的地方：你覺得放鬆嗎？今天你高興嗎？如果你**

感到難受，是什麼事情傷害了你？問問自己：我能否享受生活的樂趣？我是否在抗拒樂趣，不讓身體享受樂趣？

- **你覺得癌症在多大程度上影響並改變了你的生活？**
- **你覺得自己需要做些改變嗎？如果需要，該做些怎樣的改變？這些改變對癌症的治療與康復有哪些幫助？**
- **列出你的十個最好的與十個最差的特徵。請注意，即便找不到十個最差的特徵，也要儘量找出十個優點。**
- **在你的生命裡，你認為最重要的事情是什麼？不是一件，可以是很多件。然後按照你認為的重要順序寫下來。**
- **如果對癌症病患來說，最寶貴的是時間，你願意用三天的零碎時間記錄一下每天是如何運用時間的嗎？看看有什麼需要改變的。**

這幾個小問題你不必一次做完，可以在任何你覺得舒服的時候問問自己，相信你能找到一些答案，並願意為自己做些改變。

接下來，也許你會發現身體病痛部分比之前更難受了，你發現生活裡出現了更多的問題。我自己也經歷過這些感受和問題，尤其是當我覺得我為自己的健康做了這麼多努力，而身體仍然有各種不舒服時，我也曾懷疑，也曾煩躁。但我告訴自己：所謂改變就是與過去的不同說再見，這個過程中一定會與既有想法互相抗爭，一定會有混亂發生。然後我會繼續堅持，再堅持，真正的不同和改變就真的發生了。

人生就像嬰兒學習走路一樣，需要從邁步開始，誰也跳不過去。在為自己精神健康付出努力的過程中，我們也不可能越過任何一個步驟去「享受成果」。如果繞過去，那叫作弊，也得不到好的結果。學習，改變，成長都是一步步來的，沒有法寶可以跳過任何一步。所有事情的發生與改變都需要時間，需要練習，需要實踐，才能收穫，任何事情都有「一萬小時定律」。唯有堅持才有希望，努力才有光明。

如何對病患進行心理輔導？

陪伴一個正在經受疾病折磨的人，得盡你所能像一塊海綿一樣吸收疾病帶給他的情緒起伏。你必須理會病患的感受，陪在他們身旁。他們需要的是在平等關係前提下，「你能感受到我的感受，並且給予我一些支援性的回饋」。

《恩寵與勇氣：生與死的靈性與療癒》的作者肯恩．威爾伯曾經說：「陪伴一個正在經歷疾病折磨的人，你要學著成為一個合格的支持者，盡你所能像一塊海綿一樣吸收疾病帶給他的情緒起伏。」你必須同理他們的感受，陪在他們身旁。肯恩．威爾伯是一位非常專業厲害的心理學家，但生活中又有多少人可以做到這點呢？

我們需要的是「在平等關係前提下，你能感受到我的感受，並且給予我一些支援性的回饋」。我們不需要憐憫。心理學認為，憐憫是一種情感表達，同時也伴隨著一種評價。當我們在表達憐憫時，同時也傳達了評價：「你是一個可憐的人，你是個弱者」。

當我們對別人表達憐憫時，本質上是幫助對方在心智上建造一座監獄，讓對方在這監獄裡看見自己的灰頭土臉和弱不禁風。而這就是對別人的限制和剝奪。

在我的康復過程中，總會有人這樣說：「你是個病患，你要好好休息。」我知道對方的確是在表達對我的關心。如果我們不願意被反覆提醒「你有病」，或者這種關心讓我們感到不舒服，我們可以回應說：「我不是病患，我已經康復了！」

在我看來，我們需要給自己更多鼓勵和正向思維，而不是同情和悲憫。我更懂得珍惜生命的美好，看到世界的美好。在鋼筋水泥叢林中的「亞健康人」能否有這麼豐盈的人生經歷和體驗？誰又能說我這些生命體驗需要被悲憫和同情呢？

每個人耐受力不同，經歷的治療方法不同，體驗和反應不同，各種不同構成了每個人的不同，但癌症對每一個個體而言都是百分之百的痛苦體驗。所以不要去評判這件事，而是要懷著一顆同理心陪在你愛的人身旁，陪他度過人生最黑暗的歲月。

曾經有一份《憂鬱必備手冊》，用繪畫的方式講述了當我們心理狀態不佳時，當我們的親人或朋友感到迷茫、抑鬱、難過、悲傷時，身邊的親友應該怎麼做。套用書裡針對憂鬱症病患的對話，我把心理輔導用語言舉例來說明。

當我說「我感到很悲傷，很想哭」時，我希望親友可以說：「我知道你現在很難過，想哭就哭吧！或者你也可以跟我說說。」而不是：「這麼多人都對你這麼好，你還有什麼不高興的？」

當我說「我今天不想起床，感覺很累，不想動」時，我希望親友可以說：「有什麼不開心的事情嗎？跟我說說。或者你先休息一會兒，如果你願意，可以按照你的身體情況，我陪你散散步，適量運動對你的康復會有幫助。」而不要說：「你這樣不行，我看過的病患沒有你這樣的，怎麼老是這麼無精打采的呢，你得有精神，懶惰怎麼能好起來。」

當我說「我感覺自己很失敗，我看不到生活的希望」時，我希望親友可以說：「你能戰勝疾病堅強活下來就已經超出了常人，已經很棒了。再說你並不孤單，我會一直陪著你一起去尋找周遭的美好，看看你了不起的人生。」而不要說：「你這樣不對，你都沒病了，你應該高興才是，不能整天胡思亂想。」

當我說「我不知道我想要什麼？我不知道該如何面對接下來的生活」時，親友可以說：「去試著想想你還有什麼夢想沒有實現的，不妨去嘗試一下，我相信只要你堅持做自己，總會找到答案。」而不是說：「你自己都不知道，還有誰能幫你啊？大家都是這樣過的，都得靠自己。」

心理學認為：「每一種情緒背後都有一個未被滿足的期待。」如果你悲傷的時候，恰好沒有親友在身邊，或者親友沒有用你期望的語言理解你陪伴你，也許會產生更不好的情緒。那麼如何消除負面情緒呢？我感覺最有效的辦法就是鏡子練習。

某日，朋友看到我傷心流淚，就用他們自己的語言和行為來「安慰」我，那份未被滿足的期待使得我更加傷心和自我否定。回家後，我看著鏡子裡的我，就突然哭了，而且哭得更加傷心，然後我對著鏡子說出了下面的話：「我從走五步路腿就抖要躺下休息，到十三個小時的長途飛行回到中國。我從剛回國時說半小時話就喘氣費力，到現在可以跟朋友聊天兩三個小時再休息。我從每天在家走上五百步到每天散步一小時。這都是我在努力恢復的過程，雖然這個過程有點漫長，雖然這個過程常人無法理解，但是我都在堅持，我都沒有放棄，我都咬牙走過來了。我知道你們都疼愛我，你們是我內心最柔軟的那一部分，我在生病和治療的整個過程中，忍受了太多的傷痛折磨，受了很多傷害，我有很多委屈，現在我只想跟你們撒撒嬌、耍耍賴而已，請你們換一種語言方式來愛我，請不要批判我，請和我站在一起。我只希望你們能看著我，陪著我就好了，謝謝你們一直在我身邊。」正如一位憂鬱症病患說：「當我感覺不好時，請不要用比較和規則告訴我應該快點好起來，更希望是陪伴、傾聽，讓我感覺自己並不是孤單一個人。」如出一轍。

當我對著鏡子說完這些話之後，瞬間我就不再感到孤獨，眼淚也隨之消失了。當看到鏡子裡堅毅的眼神，鏡子裡堅毅的回答，人也變得愈來愈有力量。這條路很艱難，但只有「挨過最黑的夜，才能成為最亮的星」。生命掌握在自己手上，路還是要靠自己走出來。

給病患一個擁抱

擁抱是一種天然減壓器。一個溫暖的擁抱除了會給人安慰，還可以拉近人際關係，減少恐懼，減少孤獨感。如果你不知道用怎樣的語言去安慰你的親友，就去擁抱他們吧，那是愛的表達，你也可以從中受益。

記得以前在學院上課時，老師讓來自世界各地的同學一起討論關於各國的風俗習慣，主要討論了一下見面的禮節，尤其是能否互相親吻臉頰，每次親多少下，以及親吻的部位等問題。

老師說，加拿大人見面的官方禮節是握手，如果是家人或朋友見面，一般會透過擁抱來表達感情。南美洲國家的同學則興高采烈地介紹他們每次見面要在臉頰上親三下，並向我們所有人示意部位和順序。之後輪到我介紹中國文化了，我是這樣說的：「在中國我們基本不擁抱，除了家長會抱抱小孩子，平時我們不太做這個，即便是親人之間也是如此，而且我們也很少說『我愛你』，特別是年長的人，甚至從沒有說過這句話。」

同學聽完我的話都很驚訝，有的人甚至張大嘴巴，瞪大眼睛看著我：「那你們如何表達感情呢？」

「愛用行動去表達就好了，比如說買點好吃的，多做事之類。」我說。

同學又問：「你們見到愛人，見到親人都不擁抱，那你們心裡不壓抑嗎？」

我停了幾秒，再次解釋，我們是含蓄而內斂的。

在課堂上我沒有肯定擁抱這件事的重要性，但自從學習心理學以後，我愈來愈深刻體會到人需要擁抱，我們都需要撫摸，需要肌膚的愛撫，需要內心的表達，太過內斂的確會壓抑人性中最基本的需求。溫暖的、真誠的擁抱能夠讓我們體會到幸福。

先說擁抱對身心層面的意義。互相擁抱，給予對方的是支持和力量，可以讓我們的內心得到安靜，得到支持和溫暖，最終讓我們的內心回到自己的家。當我們放下頭腦，放下思考，打開感受，真誠擁抱的時候，我們可以感受到身心能量流動起來的美妙。

心理學認為，擁抱是一種天然減壓器。一個溫暖的擁抱除了會給人安慰，還可以拉近人際關係，減少恐懼，甚至可明顯降低對死亡的恐懼。對孩子而言，擁抱可以幫助孩子在成年後更妥善應對各種壓力。對成人而言，擁抱會減少孤獨感，有利健康。

再說行為層面的擁抱。我們一般是這樣擁抱的，擁抱的兩人雙手在彼此後背停留，肩膀部位互相靠近一下，然後瞬間分開，或者在彼此後背拍上幾下，然後迅速分開。直到有一天我和我的美國老師擁抱之後，她認真地問我：「你在敷衍我嗎？」擁抱要停留一會兒，然後，她再次輕輕地擁抱我，同時帶著我一起數了五秒，當停留時間出現的時候，我們的擁抱變得緊密了，我的身體有了新的感受，我可以感受到我們之間真誠的師生之情，感激之情，理解之情。我很感謝她教給我這個祕訣。感情是需要表達的，真誠的表達需要時間，需要行動，需要體會一切盡在不言中的感覺。

另外，除了擁抱這個動作之外，我們還可以做什麼呢？擁抱就是接納，就是允許。我們可以擁抱、接納、允許自己，以及孩子、親人、世界的不完美；擁抱、接納、允許真實的自我，真實的孩子，真實的親人，真實的世界。當我們把心打開，用心去擁抱這個世界的時候，我們一定會有不一樣的感受，看到不一樣的人生。

如果你不知道用怎樣的語言去安慰你的孩子、你的愛人、你的朋友，那麼你是否可以擁抱一下他呢？去吧，放下你的面具，放下你的侷促，放下你過去的習慣，做一點小小的改變，練習一下，用心感受一下，我相信你一定可以從擁抱中受益。

病患家屬也需要心理支持

當「癌症」籠罩一個家庭的時候，除了飽受病痛折磨的癌症病患需要一個溫暖的肩膀，每個家庭成員也都需要照顧和關懷，都需要社會的幫助和支援。

再堅強的人，也有脆弱的時候；再成功的人，也有失敗的時候；再強大的人，也會害怕寂寞；再開朗的人，也有難過的時候。我們都是人，都希望有人來陪，有人來了解，有人來安慰，有人來鼓勵。

尤其是當「癌症」籠罩一個家庭的時候，飽受病痛折磨的癌症病患會需要一個溫暖的肩膀，然而有時在亂發脾氣時，病患家屬往往要忍氣吞聲，總是用「他（她）是病患，我們不能跟他（她）斤斤計較」來勸慰自己，用愛去包容病患的任性。但身為血脈相連的親人，又何嘗不需要理解和安慰呢？

在我看來，疾病首先是病患個人的事情，但是因為人的社會性，一個人生病了，除了對他自己會造成巨大影響之外，不可避免地會影響到家庭，對整個家庭的每個成員造成身體、心理、經濟的多重負擔。所以需要醫師根據經驗對症治療，需要心理治療師專業說明，需要家庭、甚至社會提供經濟援助。當癌症來臨的時候，病患家庭都需要社會的援助和支援。

藝術療癒課上，老師讓我們每個人把自己的左手畫下來，把畫剪下來，然後給自己的手繪畫塗色。當我們把自己的「藝術之手」一起黏在牆上的一個同心圓裡時，「力量」這個詞便從我的腦海中浮現出來。老師說：「在這個世界上，不論是否身處困境，我們每個人都需要朋友，需要支援，需要幫助，只要把大家的手放在一起，我們才能感到溫暖，我們才能得到力量。」

在癌症復健中心，會有很多針對家庭的援助方案，為整個家庭免費提供幫助。家人生病，每個家庭成員都需要照顧和關懷。因此這裡除了之前提及的各種康復課程之外，每個家庭還可以有一位專門的家庭顧問，為病患的父母提供諮詢，與孩子交談，解答家庭成員的慌恐和獨特需求。

如果是孩子得到癌症，父母的世界一下子就會崩塌，失去控制，家庭日常生活的變化也會令人不安。而中心的人員會針對罹癌孩子的兄弟姐妹和父母，指導其從初步診斷、整個治療期和後期護理中學習如何在身體、營養、情感、財務和實際生活中照顧自己和彼此，以及對於來自癌症治療的挑戰及情緒障礙，提供整體的健康營養方案。

二〇一七年五月，驚聞一位單親華人媽媽因憂鬱症去世了，所有人都非常感慨生命的無常，都不約而同去問為什麼留下一個年幼的孩子就獨自走了。於是這個地區的華人舉辦了一個募款活動，一所華人學校決定免費為孩子提供教育協助。愈來愈多的華人朋友來找我探討一些心理問題和家庭問題。在我們這個小小的城市裡，各種華人的心理課堂、身心俱樂部、心理諮詢微信群，熱鬧蓬勃。從這些如雨後春筍般增加的課程或組織中，不難嗅出海外華人迫切關注心理健康的味道。

加拿大有專門的精神健康協會（Mental Health Association），提供全天候二十四小時的精神健康服務。在中國，各式各樣的身心健康方面的課程也很受歡迎。正如美國心理專家蓋伊·溫奇博士（Doctor Guy Winch）所說：「人類一百年前開始注重個人衛生的議題，人的壽命因此提高了五〇％。身體健康和心理健康是一對雙胞胎，如果從現在開始，人們開始注重情緒健康，知道如何從失敗中康復，如何使自我感覺更好，生活更加滿足和開心，我們的生活品質將會更大幅提升。」

我愈發深刻感受到，身體健康和心理健康共同構成了高品質的生命基礎。關注身心健康的時代已經來臨。

同時，我也真心呼籲全社會能夠儘快構建完善的心理互助體系，在自助與互助中幫助癌症病患及家庭度過難關。

心理學在我身上出現的奇蹟

在綜合醫院看診的病患中，七〇%應該同時去看心理醫師。疾病的真相除了我們看到的部分，還有每個人內心世界構建出來的虛幻。不妨去看看那個虛幻的世界在你心裡如何呈現。

偏頭痛頑疾透過心理治療痊癒

從十四歲起，我經常會發生偏頭痛的症狀。尤其是開會、要跟老師或老闆說話、緊張、著急、吹風著涼，都會引起頭痛。頭痛一發作，不能見光，不能吃東西，甚至噁心，只能睡覺，通常一覺醒來就什麼事都沒有了。

上大學時好像最厲害，經常因為頭痛不能上課，只能窩在宿舍睡覺。看過很多醫師，有人說這是青春期造成的，等我更年期時就會好了。

以前我也曾想當史克公司的試驗品，嘗試一種新藥物，但由於外國醫師太負責任，把所有可能引起的後遺症說得太恐怖，最終我放棄了藥物治療。

二〇〇九年，我當時做一檔電視節目，言談中隨口說起頭痛時，一位來賓突然拉著我的手，溫柔地問我：「親愛的，你能想起當年你頭疼時發生了什麼事情嗎？」我覺得她的問題很奇怪，但她這樣一說，我就立刻想起了一件小事。

那是我上國中時，不知道國二還是國三，下課時，我正在擦黑板，突然跟我關係還不錯的一位同學跑到講台前，打了我一個巴掌，說我擦黑板的粉筆灰弄到她嘴裡了。到底那個巴掌打得多重，還只是揮一下我不記得了，只記得這莫名其妙的事件發生後，那個同學就不再理我了。後來我把這件事跟我關係最好的兩個同學提起，他們都還記得那個場景。雖然誰也說不清細節。我一直想不明白原因，後來還是我主動找她，我們才和好，但是否如初，我一直沒想過。

直到二〇一〇年，有個周末我一直頭痛不已，正巧我碰到一位心理師。她看我那麼痛苦，於是第一次給我做了催眠，然後她讓我看著我頭痛的那個部位，問我什麼感覺，想說什麼，我說「委屈」。她一直鼓勵我，讓我重複這個詞很多遍，我邊說邊哭，甚至號啕大哭。與此同時，她重複大聲說著：「散，散，散。」過了大約十分鐘，在做了很多美好事物的冥想之後，心理老師把我喚醒，我摸摸那困擾我二十多年的左側太陽穴的疼痛點，真的消失了。時至今日，我這個部位再也沒有疼過。

這是我第一次感受到，原來疾病是一種訴說，背後都有一個未完成的事件。

頭暈原來是心病

二〇一〇年開始，我經常頭暈，每次暈起來閉著眼睛都天旋地轉，除了頭不能動以外，身體任何部位都可以自主活動，每次四個小時後，又跟沒事人一樣。因為每次都是沒有徵兆就突然眩暈，經常會在工作時發生，多次坐救護車急救，同事一看到救護車就會猜到可能又是我。可是每次到醫院一切檢查都正常。後來又多次去各大醫院檢查，醫師排除了梅尼爾氏症、腫瘤、前庭功能障礙、耳石症、更年期症狀等所有疑似的問題，就是查不出原因。直到我遇見了他。

他是一位祖傳中醫世家的大夫，最讓我佩服的就是他雙手把脈的功力，我給他起了個別號：「神準」。給我把脈之後，他輕輕地說了句：「沒事，就是你的心包經堵了。我給你開只有三味藥的中藥，吃十五服就好了，如果期間還犯就改服另外一服藥。」我記得其中兩味是薑和棗。十五天之後，我再也沒有發生這種頭暈了。

治病期間，他經常跟我聊天，開解我，甚至我喉嚨痛，他都會說：「這不怪你，是天氣原因。」雖然我知道他是在安慰我，但那種安慰真的讓我很快得到了療癒。正所謂：「醫者，偶爾治癒，常常幫助，總是安慰。」

那是我第一次知道，心裡悶堵，原來可以導致這麼嚴重的病症現象，而先進的醫學儀器可能是檢查不出來的。同時，我也看到一個好醫師不僅要為病患醫病，更重要的是要療心。

甲狀腺疾病是情緒的鬱悶

二〇一三年年底，某日我起床後頭一往後仰，後背就動不了了，跑到北京最有名的骨傷中醫醫院去整骨，醫師說仰頭的那個力道導致了骨頭錯位。但是醫師幾次整骨之後，我每天起床和躺下時都會頭暈得難受，當我再次去找醫師時，醫師說：「骨頭我給你整好了，你現在還暈的話，不是憂鬱症就是更年期了。」那段時間，我脖子上長了兩個非常痛的包，醫師說是「亞急性甲狀腺炎」，除了吃荷爾蒙外，沒有任何好的辦法。

幾經周折，我遇到了中醫心理學專家肖然老師。肖老師摸了摸我的後背，告訴我：「整骨壓迫了你的迷走神經，才導致你身體動作變化時的頭暈症狀。同時，你有很多委屈、很多眼淚在心裡，甲狀腺的問題就是因為有話說不出，才在那個地方瘀滯起來。當你把情緒釋放掉，氣血自然暢通起來。」

肖老師透過按摩和心理輔導相結合的方法對症治療了兩個月後，我頭暈好了，再也沒有發生過。又去醫院複檢甲狀腺，醫師說什麼問題也沒有，我不敢相信，又換了一家醫院檢查，結果一切正常。之前的乳腺增生也沒有了。這是我真正開始全面接觸和信奉心理學，開始真正學習疾病與心理的關係。

之後，當癌症的全部治療結束之後，我做了這樣一件事情。

我找了一位中醫心理學老師治療，提到曾因從樓上摔下來而受傷的左臂。當老師見到我時，他說了這樣一句話：「你身上背了太多壓力，你其實早就累了，早就不想扛了，所以你這隻手臂就一直不想抬起來。」從那天起，我有意識地在吃飯、說話、走路時，注意我的肩膀狀態，每當我下意識注意到肩膀時，就提醒自己該放鬆一下了，瞬間，我就感到肩膀下沉，人一下子鬆了下來。也正是那時，我才發現原來大多數時間我的肩膀總是習慣性地緊張著。三次治療結束，持續酸痛一年多的手臂再也不痛了。之後，我很難再出現坐臥行走聳肩的狀態。放鬆下來的感覺真好。

一項針對高血壓的預後研究報告顯示：病後做心理治療的小組成員十年死亡率僅僅是沒做過心理治療的一半。有人統計，在綜合醫院看診的病患中，七〇％

應該也要去看心理醫師。其實，疾病的真相除了我們看到的部分，還有每個人內心世界構建出來的虛幻。

威爾．鮑溫的《不抱怨的世界》裡寫道：「人們抱怨健康，不是真的生病了，像是病患的角色能讓他們取得附帶的好處，例如博得他人的同情，或者逃避反感的事件，獲得同情心和注意力，而抱怨疾病則是削弱健康的能量。『身心症』是患者運用心理運作過程，而非生理因素所引發。根據醫師估計，三分之二的疾病都源自於病患的心理。」

在這個世界上，每個人都有不同的信仰和信念，任何一種信念其實都是殊途同歸，無非是讓人有積極的心態去面對人生。你可以選擇任何一條通往讓自己感到幸福和快樂的路，而我是個心理學的受益者。了解和學習心理學，關注精神健康和心理健康的目的，不是讓我們的生活就此一帆風順，更不可能讓我們遠離死亡，而是讓我們學會理解和欣賞人生的不確定性，能夠在遇到挫折困苦時調整好心態，寬容地善待自己、善待這個世界。學習心理學，讓我實現了與自我的和解，進而解放了自己。

致生病的人：

一、鑒於過去付出太多，愛自己太少，請換個方法生活吧。只有愛自己，才能更加好好地愛他人，愛這個世界。

二、每一位病患都應該掀開那層受害者的面紗，每個人都有重生的能力，不要輕易放棄生命、放棄救治，而應該看看你的資源在哪裡，用盡資源，走到陽光下，活出自己。

三、即便與我們共同經歷了所有困難和波折，跟我們生活在一起的家人可以幫助、關心、愛護我們，但是沒有人可以替代我們，最終只有自己為自己負責，告訴自己往前走不要回頭。堅持就是勝利，給自己一個交代。

四、尋找自己的路，照顧好自己的身體，對自己的生命負責，這就是真正的愛自己。

五、不要害怕癌症，請選擇對自己負責的治療方案，與積極正能量的自己和朋友為伍。

致患者家屬及親友：

一、如果你們很健康，說明你們到目前為止都能夠享受愛自己的生活，趁身體還很健康，繼續狠狠愛自己吧。

二、沒有經歷就沒有發言權，沒有孩子就不知道父母恩，只有經歷過病痛，才能夠懂得病痛的體驗。人與人之間需要更多的愛和理解。如果你愛這位患者，請盡所能給予他心靈的支持，陪著他，共度難關。這份愛的理解是一針強心劑，可以撫慰那顆受傷的心，這是比藥更寶貴的資源。

我說：

一、什麼是開心？開心首先就是要打開你的心，讓陽光照進心裡，然後和自然、雨露相融合。心打開了，自然了，真實了，看見美就會發現美了，心就笑了，愉悅了，開心了。

二、什麼是情緒？情緒就是心頭有團打結的繩，纏繞在一起，找到源頭了，解開了，心就舒服了。

三、什麼叫真好？活著，讓自己愉悅地活著，真好。

四、什麼是幸福？對於曾經和死神擦肩而過的我來說，活著就是最大的幸福。知道幸福的根源，看什麼都是美的，每當我看到這世間美醜、善惡、高興與悲傷，所謂的好與壞，我都會提醒自己活著是多麼幸福的事情，於是發現萬事萬物都是美的，存在就有道理，這都是生活的一部分。全然接受一切，因為活著就是最大的幸福。活著讓我有機會可以看到世間的一切，有機會看見並感受一切，就是幸福。

附錄

復健中心志工的故事

「人，生不由你，死不由你，
但生死之間總得做點什麼。」

————誠品書店創辦人吳清友

誠品書店創辦人吳清友說：「人，生不由你，死不由你，但生死之間總得做點什麼。」當我們為物質生活付出努力之後，會在物質上獲得極大的滿足；當我們為身體健康付出努力之後，也實現了年齡數字上的不斷攀升；如果我們每個人再多花些時間在心理健康上，滋養和豐富我們的精神世界，相信會有更多人可以實現並體會到另外一種「富過王侯，富有四海」的感覺。

大富豪志工

得知癌症中心有志工駕駛員接送服務的消息之後，每次去醫院前我都會提前三天打電話預約服務。而在去醫院的前一天會有志工直接聯繫我，並於隔天準時到我家來接我。

第一次志工來我家時就顛覆了我對志工的所有想像。一輛凱迪拉克的SUV停在家門口時，我有點驚訝，心想志工居然開這麼霸氣的車來接我，這也是我平生第一次坐這麼好的車，還挺高興的。當我打開車門時，發現來接我的是一位六七十歲的爺爺，聊天中得知他今年六十八歲，但說實話他真的很帥，身體健碩，氣質超凡得像個電影明星。再打聽他的住處才知道，原來他就住在安大略湖邊的豪宅裡。我是住在加拿大相當有名的中產階級城市，據說加拿大最貴的房子就在安大略湖邊，所以這位志工可說是一位高富帥的老爺爺。

從五月到十月這段治療期間，一共有近四十位志工來接送我去醫院，所有志工都是退休老人，年齡約在六十五至七十六歲之間，爺爺居多，還有幾位奶奶；他們當志工時間最短的幾個月，最長十三年；富商居多，開名車也居多，我前半生沒坐過的好車都在這次坐遍了，算是過了癮。一周做一天志工的居多，富豪爺爺們在不當志工的日子裡，打高爾夫的人居多。

提起他們為什麼會選擇在癌症中心當志工，回答說家人或自己曾罹癌，康復後就想奉獻愛心的人士各半。每次送我到醫院後，少則半小時，多則三、四個小時，他們都會邊看書邊耐心等候，毫無怨言。

馬不停蹄的志工 Gerry

一般志工每週工作一至兩天，一天最多接送兩至三名病患，其他時間則享受自己的生活，他們大多跟我住在同一個城市裡，接送比較方便。但是 Gerry 就有點特別了。

Gerry 的年齡應該在七十歲左右，住在別的城市裡，從他家要開車幾十公里，車程需要四十五分鐘才能抵達我家，我們到達醫院已經是下午兩點，那時他還沒有吃午飯，因此他會利用我接受治療的空檔，去麥當勞買簡餐來吃。

他與之前我認識的志工最大的不同是，Gerry 當志工的時間為每週五天，只有週末才休息。而且其他志工都不願意去多倫多，因為路途遙遠而且常會塞車，所以在癌症中心註冊時他們就會明確表示拒絕提供去多倫多的接送服務。但是 Gerry 依舊選擇了別人不愛做的事，比如他經常會從病患家接送病患到多倫多醫院，一趟下來往返約一百五十公里，而且他經常一天跑三、四趟，甚至從早上七點忙到晚上九點也習以為常。

我問他為什麼這樣做，他說這裡的人六十五歲退休以後就在家閒閒沒事幹，他希望找點事情做，每天可以幫助需要幫助的人，還可以見到不同的人，聊很多有意思的事情，非常開心。Gerry 還告訴我，其實紅十字會或者一些機構的志工可以得到一點點車馬費的補助，能賺到一點點錢，但是他卻選擇沒有補助的癌症中心。我問他為什麼，他說：「如果想賺錢，我可以直接去工作，既然我選擇當志工，就希望能無償幫助需要幫助的人。」

每次見到志工開車來接我，我都會下意識地表現出更疲憊的模樣，因為實在不好意思讓那麼多長者來接我，我知道自己潛意識裡是想告訴他們，我真的很虛弱，我真的有病，我真的需要接送。

當我第二次見到 Gerry，並把我的顧慮講給他聽時，他說：「志工之所以當志工，是因為他們願意幫助需要幫助的人，所以只要有人需要幫助，不管受助者是一歲還是八十歲，不分男女老少，他們都願意伸出援手。也正是因為有受助者的存在，才讓志工做的事情更有意義。」

Gerry 的話終於讓我理解到需要和被需要之間的關係。十多年前我就常把「被人需要也是一種幸福」掛在嘴邊，但那時都是我被人需要，而今天，當我成為受助者的時候，我卻很不習慣，不能心安理得。我應該放心地接受幫助，認為自己值得擁有這些無私的幫助。

過去我很煩惱在車上應該跟志工說些什麼，自從 Gerry 解答了我的困惑之後，我很高興和他們聊天，把這個過程當成練習英語的機會，當成了解加拿大人的機會，當成採訪的機會，也當成增廣見聞的機會。

讓我流淚的志工 Bruise

第一次坐進 Bruise 的車裡，我們很快就愉快地聊起來了。我跟他講述我在加拿大如何努力打拚卻得了癌症，我不願意繼續治療，怕這些治療會傷害我的內臟和免疫系統等等。這時 Bruise 對我說：「你要相信醫師，相信治療，更要積極面對，十年後你會感謝這段治療，也會發現這是對你有益的。」其實他還說了很多，但因為他講得速度太快，很多話我雖然並沒有完全聽懂，卻不由自主地流下了眼淚。

這是我第一次在一個陌生人，也是一位志工面前流淚。看到我流淚，Bruise就說：「請笑給我看，我喜歡看你笑。人的心情隨時都會變，一會兒好，一會兒壞，這很正常。如果心情不好就走出家門，融入大自然，或者去做自己喜歡，讓自己高興的事情。」

下車後，我腦海裡反覆出現這句話，「我要相信我的醫師，相信藥物，其主要目的是讓我能夠活下去。我只有相信他們，他們才能幫助我，否則就會前功盡棄。」我告訴Bruise，他是我的禮物，雖然我一直努力讓自己積極生活，卻一直為化療這件事耿耿於懷，總是感覺擔心和害怕，然而在這個關鍵時刻，他的一句話就點醒了我。

在我治療快要結束的某日，Bruise再次來我家接我。由於接送我的外國人都長得差不多，我實在記不清他們是誰，因此總是禮貌性地打招呼，還沒等我噓寒問暖，Bruise就說有幾個問題要問我，第一個問題就是：「最近心情怎樣？有沒有哭？」這時我才反應過來，原來他就是帶著問題有備而來的Bruise。

當我告訴他，我最近心態調整得不錯，每天都很快樂時，他特別高興。他送我回到家時，我發現家門口的垃圾桶被人收拾好了，就隨口說了一句：「大概又是我的好心鄰居做的好事吧。」Bruise笑笑說：「剛才我到你家等你，看你沒出來，我就下車幫你把垃圾桶收好了。」我瞪大了眼睛看著他，感激之情再次油然而生，因為我知道，如果我不問，Bruise永遠也不會主動告訴我這是他默默做的好事。

曾是CEO的志工Neil

二○○八年，Neil曾經在上海做過一年的CEO，他七年前退休，便開始當志工。我問他為什麼選擇在癌症中心當志工，他說：退休前他得了嚴重的心臟病，並做了手術，他活過來以後，一心想為他人做點什麼。有的公司聘請他繼續做管理職工作，他說他就想做馬上可以實際幫助到別人的事情，癌症中心的志工工作恰好滿足了他的需要，於是他開始當志工司機，每週兩天，一直到現在。

我說：「所有志工都有一顆金子般的心。」他說喜歡這個稱呼，特別驕傲，並且以後會一直記得。對於癌症，Neil 覺得癌症患者比帕金森症患者更有生活品質，至少可以做很多想做的事情。而且治療儀器愈來愈先進，他覺得癌症並不那麼可怕。

罹癌的志工 Ben 與 Carlo

接送我的志工有很多人是癌症患者，Ben 就是其中一位。他當志工已經七年，去年年底他自己也罹患了癌症。三個月前，他治療結束後仍繼續回鍋當志工。

當我談起自己這麼年輕就得了癌症，心裡難免會擔心未來時，Ben 笑著說：「我妹妹三十歲就得了肺癌，切掉了一個肺，現在她已經六十五歲了，你看她不是活得很好很健康嗎？所以不要想太多，不要失去生活的希望。」

「癌症不是世界末日。」這是他說的最後一句話。這讓我想起曾經在加拿大一本高中期刊上看到類似的話：「學習成績不好不代表就是世界末日。快樂和幸福的生活才是最重要的。」這就是加拿大人的思維，我喜歡。

Carlo算是最年輕的志工，她六十五歲，當志工七年了，開起車來相當酷。從年輕時她就喜歡開車，現在有空她就開著這輛小車帶著老公跑美國，跑溫哥華，到處旅遊。我問她為什麼要當志工，她說：「誰也不知道明天是否需要別人的幫忙，所以在我可以幫助別人的時候，我願意這麼做。」

對於罹癌這件事，她以天生肺部就有腫瘤的侄子為例告訴我：「他先天肺部就出現了問題，誰也不知道他能活到什麼時候，但是現在他已經三十四歲了，活得很好，還有了自己的家庭。人要永遠保有希望，誰也不知道明天是否可以醒來，即便如此，仍要對生活充滿希望。再說，我們一定要相信醫療技術會不斷進步，相信一切都會好起來。」

當我告訴他們我也曾當過志工的經歷後，我有種遇到同道中人的感覺。感覺自己融入了這個社會。當時那麼努力去幼稚園當志工，如今則變成這麼多的志工來幫我。拳王阿里說：「服務他人，是你為居住在地球上支付的房租。」

我的志工故事

在加拿大當志工是一件稀鬆平常的事。政府一直鼓勵人們做社區志工，為本地社區服務，為了進一步鼓勵這種行為，自二〇一一年起，政府還設立了加拿大義工最高獎項——總理義工獎。對於新移民來說，當義工是一個提高英語程度、快速融入真實社會的最好途徑。

機緣巧合，二〇一五年四月，在一位朋友的介紹下，我有幸去 Children Centre（幼稚園）做了幾個月的志工。

加拿大政府規定，成人當志工之前，必須要去警察局取得一份無犯罪證明，有效期限一般是一至兩年，即到當地警察局填寫一張表格，然後繳納二十五至三十五加幣，合一百二十五至一百七十五元人民幣就行了。兩周後，員警就會把無犯罪證明郵寄到家裡，之後隨時可以上工了。

無論到哪裡都得靠一點關係，因為是朋友介紹，所以幼稚園自然爽快找我去面試。面試的氛圍相當友善、愉快而且短暫。簡單寒暄之後，主任給了一張非常簡單的表格讓我填寫，重要的是讓我去找家庭醫師，證明我沒有肺結核。只要醫師有簽字，隔天我就可以當班了。

自認為身體健康的我，高興地拿著表格去找家庭醫師。但出乎我意料的是，原來這張簡單的表格原來還真的不簡單。看了表格後，家庭醫師用最難聽懂的印度腔英語問我在中國是否注射過疫苗。本來我英語就不太好，醫學英語又是最難的，誰知道那個疫苗叫什麼？

醫師問我有沒有把健康卡（就是小時候注射疫苗的證明）帶來。我都這把年紀了，小時候能吃飽就不錯了，誰知道打過什麼疫苗，誰會給我們做疫苗記錄呢？無奈，我只好亮出手臂上的疫苗痕跡，我記得小時候打過的貌似叫「卡介苗」，以告知醫師，我打過疫苗，我很健康。

印度裔醫師很遺憾地搖搖頭說：「這個無法證明你沒有肺結核，而且肺結核在亞洲國家裡沒有完全滅絕，所以你必須另外做體檢。」並告訴我她女兒也走過這個流程。

也就是說，我必須要做個結核菌檢驗，過程是先在手臂上注射某個物質，注射的地方會起紅疹，然後醫師會在周圍畫一個圓圈，十天左右去看這個圈的大小，如果紅疹超過標準就要再去照X光；如果沒有問題，醫師就可以簽字了。我很猶豫，一直向醫師詢問，這注射的到底是什麼？會不會實驗完了我反而生病了。醫師的解釋是，一般不會，但是也有人會在幾十年後發現自己感染了肺結核。我的天啊！就為了當個志工，我幹嘛讓自己感染結核菌？醫師說，這麼做是為了保證孩子的健康，如果是去醫院當志工，檢查的項目更多，要求更嚴格。

離開醫院後，我的心情異常矛盾，到底還要不要去幼稚園當志工呢？在思緒紛擾的當下，我想既然來到加拿大，就要融入社會，好好熟悉這裡的風土民情，未來我也想做與教育相關的事情，當志工對我來說是個機會，可以去了解加拿大的教育體制。再說既然這是正常流程，我就沒有理由在夢想還沒開始前，就因為這件事而放棄。最終，我選擇接受了這項檢驗。

兩周之後，醫師通知我結果。很遺憾的是，我的紅疹超過標準一點五公釐，被告知必須要去照X光，同時需要支付四十七加幣，換算是兩百五十元人民幣（志工體檢費用是由政府給付的，但是照X光就要自費了），這讓我再次猶豫了。我在大學讀的是物理，心中一直對X光有著相當大的排斥感。通常每兩年我才會同意在體檢的時候照一次，再說我在中國剛體檢完，一切正常，為什麼還要照呢？其次，我目前都還沒有工作，做個志工還得自己掏錢？退縮、放棄，這些詞彙始終縈繞在我的腦海裡。然而，每次當我想退縮的時候，就會告訴自己，所有的安排都是最好的禮物。

經過與家庭醫師反覆討論，她同意把我中國的體檢報告拿給她看。最終，她在簽字欄寫下：體檢報告的X光片顯示沒有問題，但不是這份中國的並不是英文報告，我無法證明真實性。之後為了拿到這份醫師的證明，我又支付了二十加幣，也就是一百元人民幣。

不管怎樣說，總算過了這一關，下一步要去幼稚園看看校方的反應。當我心驚膽戰地把報告送到學校時，主任居然欣然接受了這個結果。終於，我可以到幼稚園當志工了。

我所負責的班級孩子年齡在四至五歲。雖然我在中國做過高中老師，但由於沒有加拿大當地的文憑，所以我只能做助教。我的主要工作就是協助老師、打雜，分發食物，整理教室，準備教具，陪著孩子們玩耍等。雖然時間不長，工作量不大，但我還是從中受益匪淺。

剛入園的時候，孩子們見到我會叫：「Betty你好，你能幫我嗎？……」後面的話我就聽不懂了，每次都要回一句：「對不起，你能再說一遍嗎？」當孩子們說了三遍，然後我回問三遍還不能解決孩子們的問題時，孩子們就失望地走了。這讓我感覺很沮喪，但我真聽不懂他們要我做什麼。

有一天老師正忙，讓我給幾個孩子讀書講故事，我信心滿滿地捧起四歲幼兒的讀本，讀著讀著就卡住了，這是什麼單字啊？根本沒見過，還有另一個特別長的單字，也不明白什麼意思，孩子們瞪大著眼睛看著我，無奈只好求助老師，那真的是尷尬啊。

作為助教，老師也經常讓我幫忙拿一些東西，或者分配我做一些工作。記得第一次老師讓我去衣帽間拿孩子們喝水的瓶子時，她用了一個我從來沒聽過的單字，我重複了兩遍她說的單字，又問了兩遍東西擺放的位置，然後啟動我大腦的系統，試著找到她說的東西。當我舉著一大箱水瓶給她的時候，她的一句「謝謝」，讓我如釋重負。

漸漸地，老師和孩子都和我變熟，我也逐漸摸清做事的方法，不再那麼害怕，不再擔心自己聽不懂、說不清，一切愈來愈順遂起來。

轉眼之間四個月過去了，當我離開學校的那天，孩子們圍著我笑啊，說啊，極度配合與我合影留念。學校主任說，他們非常感謝我這位志工，感謝我給予學校和老師的幫助，只要我有時間，隨時都歡迎我再回來。

同時，我收到了一張志工證書，這張寶貴的證書是我在加拿大拿到的第一張「文憑」，我很驕傲，很珍惜。

二〇一六年《人民日報》（海外版）發表了我的文章〈移居加拿大從做義工開始〉。回頭去看，我忽然體會到我的人生其實相當豐富，我一直努力生活，體會生活，沒有偷懶，願意付出，我的人生其實沒有什麼遺憾。只是這次生病喚醒了我要更加愛自己。當初那麼艱難的義工經驗，現在都變成了財富，就像如今去醫院全靠志工接送時，我可以自豪地告訴他們，我曾經也是志工。這就是回報——善有善報。

人生就是在很多不經意的轉折中成就了今天更好的我們。這份志工經驗，變成了讓我驕傲的財富，也為治療期間的自己造福。在漫長的人生中，回報不一定在付出之後立即出現，只要你肯等一等，生活的美好，總在不經意時降臨。

我始終相信，我們在幫助別人時自身一定會獲得好處，比如幸福感、滿足感、成就感等，這份好處是在不斷服務他人後，方能體會得更加深刻，而樂於助人的意識也會在不知不覺中融化到血液裡，變成一種品德，這種品德是不需要對外張揚、讓外界認可的，而是一種自我滿足和幸福感。

我相信堅持當志工，會潛移默化地讓我們從最初單純為了完成任務、祈求別人讚譽的「功利之心」，轉變到發自內心幫助他人、頤養自己心靈的「善良之心」，而受益者最終還是我們自己。相信在公益之路上，愈來愈多的功利之心正在悄然褪去華麗的外衣，呈現出人性中最美麗的善良之心。

後記
人有一生，我有幸活了兩輩子

初到加拿大，我就寫下了這句話：「人有一生，我有幸活了兩輩子。一輩子在中國，一輩子在加拿大。因為這兩地地域、語言、環境、人文、習慣截然不同，讓我體會了兩輩子不同的人生。」

如今現在這句話再次應驗並使得我的人生得以變得更加豐富——我的一生，活出了兩輩子。第一輩子我在中、加兩國為名利、金錢、浮華的夢想努力拚搏；第二輩子，在治癒癌症之後，我知道生命中除了為夢想拚搏之外，更要學會享受當下的福氣，學會享受生命的樂趣，享受這一世的彌足珍貴，成為自己生活的主人。

這本書是我在生病期間寫成的，寫作像一劑良藥讓我在傷痛中得以解脫；這本書也是我過往經歷的一個總結，可以在未來歲月裡偶爾拿出來翻翻，是值得紀念的禮物。我希望透過這本書，能讓我認識和幫助到更多身處在困境中的朋友，遇到更多感同身受的知音。

人要有夢想，但不能一直活在夢想中；人要有努力，但不能要求每次努力都有回報。所以我對待這本書像對待孩子一樣，幫助它、愛護它，讓它幸福生長，而不是決定它的命運。藝術的世界裡沒有好壞對錯，只有喜歡和不喜歡，因此對於這本書的讀者也同樣適用。這個世界沒有完全一樣的人，也沒有完全一樣的病，更沒有千篇一律的治療和康復方案，相信每個人最終都會得到不為難自己的、喜歡的、適合的、感到愉快的幫助。

二〇一八年六月六日，加拿大宣布大多數早期乳癌患者能透過手術和荷爾蒙藥物治療成功，可以不再使用化療。看到這個消息，我的第一反應是遺憾，如果這是在兩年前，我就不用煩惱到底是否要接受化療，也可以免受化療帶來的一系列負面傷害。然而，心裡更多的是高興，科技發展讓我們對治癒癌症更有信心，有更多人因此受益，能夠更樂觀地面對癌症，對未來的生活充滿無限希望。

感謝家人的陪伴與照顧，感謝摯友們的鼓勵與幫助，感謝自己的努力與堅持，感謝老天讓我重生，讓我有機會在世間繼續嘗美食、賞美景。生活給了我們舞臺，我們既是導演，也是演員，我們終於有機會去不斷超越角色和生命的極限，體驗最棒的人生。待我八十八歲大壽時，我要召集八十八位帥哥俊男，擺一次蟠桃會，我要吃巧克力餡的壽桃，然後大喝一聲：「小的們，走起！」

二〇一八年六月十日加拿大

身體文化 152

從心清除癌細胞：
放下糾結，與自己和解，從心理學體悟癌症的七種療癒解方

作　者—納輝
副主編—郭香君
責任編輯—龍穎慧
責任企劃—張瑋之
視覺設計—兒日設計
內頁排版—新鑫電腦排版工作室

編輯總監—蘇清霖
董事長—趙政岷
出版者—時報文化出版企業股份有限公司
108019台北市和平西路三段二四〇號一至七樓
發行專線—（〇二）二三〇六—六八四二
讀者服務專線—〇八〇〇—二三一—七〇五
（〇二）二三〇四—七一〇三
讀者服務傳真—（〇二）二三〇四—六八五八
郵撥—一九三四四七二四時報文化出版公司
信箱—10899臺北華江橋郵局第九九信箱

時報悅讀網—http://www.readingtimes.com.tw
綠活線臉書—https://www.facebook.com/readingtimesgreenlife
法律顧問—理律法律事務所　陳長文律師、李念祖律師
印　刷—紘億彩色印刷有限公司
初版一刷—二〇二〇年五月十五日
定　價—新臺幣三三〇元

時報文化出版公司成立於一九七五年，
並於一九九九年股票上櫃公開發行，於二〇〇八年脫離中時集團非屬旺中，
以「尊重智慧與創意的文化事業」為信念。

從心清除癌細胞：放下糾結，與自己和解，從心理學體悟癌症的七種療癒解方/納輝著. -- 初版. -- 臺北市：時報文化, 2020.05
面；　公分. --（身體文化；152）
ISBN 978-957-13-8196-1（平裝）

1.癌症　2.病人　3.通俗作品

417.8　　109005575

ISBN 978-957-13-8196-1
Printed in Taiwan